O que aprendi cuidando de você

Fátima Silvana Furtado Gerolin

O que aprendi cuidando de você

Atheneu

OSWALDO CRUZ
HOSPITAL ALEMÃO

EDITORA ATHENEU

São Paulo	— *Rua Avanhandava, 126 – 8º andar* *Tel.: (11)2858-8750* *E-mail: atheneu@atheneu.com.br*
Rio de Janeiro	— *Rua Bambina, 74* *Tel.: (21)3094-1295* *E-mail: atheneu@atheneu.com.br*

PRODUÇÃO EDITORIAL/CAPA: Equipe Atheneu
DIAGRAMAÇÃO: Know-How Editorial

CIP-BRASIL. Catalogação na Publicação
Sindicato Nacional dos Editores de Livros, RJ

Q35

O que aprendi cuidando de você / coordenação Fátima Silvana Furtado Gerolin ; colaboração Alexandra Pinheiro Morais de Jesus ...[et al.]. – 1. ed. – Rio de Janeiro : Atheneu, 2020.
238p.; 24 cm.

Inclui bibliografia
ISBN 978-85-388-1067-4

1. Assistência hospitalar. 2. Pacientes hospitalizados – Relações com a família. I. Gerolin, Fátima Silvana Furtado. II. Jesus, Alexandra Pinheiro Morais de.

20-62268 CDD: 362.11
CDU: 614.21

Leandra Felix da Cruz Candido – Bibliotecária – CRB-7/6135

10/01/2020 13/01/2020

GEROLIN, Fátima Silvana F.; JESUS, Alexandra P. M

O que aprendi cuidando de você

Coordenadora

FÁTIMA SILVANA FURTADO GEROLIN
Graduada em Enfermagem pela Escola de Enfermagem da Universidade de São Paulo (EEUSP). Mestre em Saúde do Adulto pela EEUSP. Doutora em Ciências pela Universidade Federal de São Paulo (UNIFESP). MBA em Economia e Gestão em Saúde pela UNIFESP. Superintendente Assistencial do Hospital Alemão Oswaldo Cruz (HAOC) e Diretora Geral da Faculdade de Educação em Ciências da Saúde (FECS) do HAOC.

Colaboradores

ALEXANDRA PINHEIRO MORAIS DE JESUS

Graduada em Enfermagem pela Universidade Nove de Julho (Uninove). MBA em Serviços de Saúde e Docência em Enfermagem pela Uninove. Enfermeira Líder das Unidades de Internação do Hospital Alemão Oswaldo Cruz (HAOC) – Unidade Vergueiro.

ANA MARIA TEIXEIRA PIRES

Graduada em Enfermagem pela Escola de Enfermagem da Universidade de São Paulo (EEUSP). Mestre em Ciências pela Universidade Federal de São Paulo (UNIFESP). MBA em Gestão das Organizações em Saúde pela Faculdade de Educação em Ciências da Saúde (FECS). Coordenadora do curso de Pós-graduação em Enfermagem Oncológica pela FECS. Gerente do Pronto Atendimento do Hospital Alemão Oswaldo Cruz (HAOC).

ANDRÉA APARECIDA LOPES MARTINEZ

Graduada em Nutrição pela Universidade de Mogi das Cruzes (UMC). Pós-graduada em Nutrição Clínica pelo Grupo de Apoio de Nutrição Enteral e Parenteral (GANEP) Educação. Pós-graduada em Administração dos Serviços de Saúde pela Universidade Cruzeiro do Sul. Especialista em Nutrição Parenteral e Enteral pela Sociedade Brasileira de Nutrição Parenteral e Enteral (SBNPE). Gerente do Serviço de Nutrição de Dietética do Hospital Alemão Oswaldo Cruz (HAOC).

ANDRÉA DIOGO SALA

Mestre em Ciências pela Faculdade de Medicina da Universidade de São Paulo (FMUSP). Especialista em Fisioterapia em Terapia Intensiva pelo Hospital das Clínicas da FMUSP. Especialista em Fisiologia do Exercício pelo Hospital das Clínicas da FMUSP. Especialista em Administração Hospitalar pelo Hospital das Clínicas da FMUSP. MBA em Economia e Avaliação de Tecnologia em Saúde pela Fundação Instituto de Pesquisas Econômicas da USP. Curso Básico de Instrutora de Yoga (Chela) pela Universidade de Yoga – Método De Rose. Supervisora da Fisioterapia da Unidade de Terapia Intensiva do Hospital Alemão Oswaldo Cruz (HAOC). Coordenadora do time de Melhores Práticas em Terapias Integrativas e Complementares em Saúde do HAOC.

ANDRÉIA RAMOS LIRA

Graduada em Farmácia pela Universidade Federal de Santa Catarina (UFSC). Especialista em Farmácia Hospitalar pelas Faculdades Oswaldo Cruz. Especialista em Farmácia Clínica pelo Instituto de Ensino e Pesquisa Albert Einstein. Coordenadora de Farmácia Clínica do Hospital Alemão Oswaldo Cruz (HAOC).

ÂNGELA BUGUI

Graduada em Enfermagem pela Escola de Enfermagem da Universidade de São Paulo (EEUSP). Pós-graduada em Clínica Médica e Cirúrgica pela Universidade Federal de São Paulo (UNIFESP). Pós-graduada em Gestão de Serviços de Saúde pelo Serviço Nacional de Aprendizagem Comercial (SENAC). Coordenadora de Enfermagem de Unidade de Internação do Hospital Alemão Oswaldo Cruz (HAOC).

ARIUDE SILVA ARCANJO

Graduado em Enfermagem pela Faculdade Santa Marcelina (FASM). Pós-graduado em Enfermagem em Terapia Intensiva pelo Centro Acadêmico das Faculdades Metropolitanas Unidas (FMU/FIAM/FAAM). Atua como Enfermeiro de Educação Corporativa do Hospital Alemão Oswaldo Cruz (HAOC).

CLÁUDIA AKEMI SHIBUYA TESHIMA

Graduada em Enfermagem pela Escola de Enfermagem da Universidade de São Paulo (EEUSP). Pós-graduada em Doação e Transplante de Órgãos e Tecidos pela Universidade Federal de São Paulo (UNIFESP). Pós-graduada em Administração Hospitalar pela Universidade Paulista (UNIP). Mestre em Ciências pela EEUSP. Coordenadora de Pacientes Internados do Hospital Alemão Oswaldo Cruz (HAOC) – Unidade Vergueiro.

CRISTIANE MARIA TALALA ZOGHEIB

Graduada em Enfermagem pela Universidade Federal de São Paulo (UNIFESP). Especialista em Enfermagem do Trabalho pela UNIFESP. Especialista em Epidemiologia Hospitalar pela UNIFESP. Especialista em Gestão de Serviço de Controle de Infecção Hospitalar pela Universidade de São Paulo (USP). Mestranda em Gerenciamento de Enfermagem pela Escola de Enfermagem da Universidade de São Paulo (EEUSP). Coordenadora Assistencial de Saúde Integral do Hospital Alemão Oswaldo Cruz (HAOC).

EDNA KINUE NISHIMURA ONOE

Graduada em Enfermagem pela Escola de Enfermagem da Universidade de São Paulo (EEUSP). Pós-graduada em Administração Hospitalar pelo Instituto Brasileiro de Desenvolvimento e de Pesquisas Hospitalares (IPH). Pós-graduada em Enfermagem em Saúde Mental e Psiquiátrica pela Universidade Federal de São Paulo (UNIFESP). MBA em Gestão Empresarial pela Universidade Paulista (UNIP). Mestre em Ciências pela UNIFESP. Docente da Graduação e Pós-graduação da Faculdade de Educação em Ciências da Saúde (FECS). Supervisora de Assessoria Assistencial, Gestão de Leitos e Internação no Hospital Alemão Oswaldo Cruz (HAOC).

EDUARDO BAPTISTA DE ALMEIDA

Graduado em Fisioterapia pela Universidade Federal de São Carlos (UFSCAR). Especialista em Pneumologia pela Universidade Federal de São Paulo (UNIFESP). MBA em Administração Hospitalar e Gestão em Saúde. Supervisor de Fisioterapia das Unidades de Internação do Hospital Alemão Oswaldo Cruz (HAOC).

FABIANA CRISTINA MARI MANCUSI

Graduada em Enfermagem pela Escola de Enfermagem da Universidade de São Paulo (EEUSP). Especialista em Administração Hospitalar; Proficiência Técnica em Hematologia e Hemoterapia pela Sociedade Brasileira de Hematologia e Hemoterapia pela Associação Brasileira de Hematologia, Hemoterapia e Terapia Celular (ABHH). MBA em Gestão Empresarial. Supervisora de Enfermagem do Centro de Oncologia e Radioterapia do Hospital Alemão Oswaldo Cruz (HAOC).

FÁTIMA SILVANA FURTADO GEROLIN

Graduada em Enfermagem pela Escola de Enfermagem da Universidade de São Paulo (EEUSP). Mestre em Saúde do Adulto pela EEUSP. Doutora em Ciências pela Universidade Federal de São Paulo (UNIFESP). MBA em Economia e Gestão em Saúde pela UNIFESP. Superintendente Assistencial do Hospital Alemão Oswaldo Cruz (HAOC) e Diretora Geral da Faculdade de Educação em Ciências da Saúde (FECS) do HAOC.

FERNANDA TORQUATO SALLES BUCIONE

Graduada em Enfermagem pela Escola de Enfermagem da Universidade de São Paulo (EEUSP). MBA em Gestão Executiva da Saúde pela Fundação Getúlio Vargas (FGV). Especialista em Gestão da Qualidade em Saúde pelo Hospital Israelita Albert Einstein. Mestre pelo Programa Gestão para a Competitividade – Linha Saúde da Fundação Getúlio Vargas. Gerente do Bloco Operatório Centro Cirúrgico e Centro de Material e Esterilização, Centro de Endoscopia, *Day Clinic* e Centro de Obesidade e Diabetes do Hospital Alemão Oswaldo Cruz (HAOC).

GABRIELA CINTRA SAMPIETRI RAMALHO

Graduada em Enfermagem pela Escola de Enfermagem da Universidade de São Paulo (EEUSP). Pós-graduada em Enfermagem em Nefrologia pela Universidade Federal de São Paulo (UNIFESP). Pós-graduada em Gerenciamento em Enfermagem pelo Centro Universitário São Camilo. Coordenadora de Enfermagem em Unidade de Internação do Hospital Alemão Oswaldo Cruz (HAOC).

INGRID DE ALMEIDA BARBOSA

Graduada em Enfermeira Escola de Enfermagem da Universidade de São Paulo (EEUSP). Especialista em Transplante de Órgãos e Tecidos pela Universidade Federal de São Paulo (UNIFESP). Especialista em Cuidados Paliativos e Psicosocio-oncologia pelo Instituto Pallium Latino-América (Argentina). Mestre em Enfermagem pela EEUSP. MBA em Gestão em Saúde pela Faculdade de Educação em Ciências da Saúde (FECS). Coordenadora de Enfermagem da Unidade de Internação no Hospital Alemão Oswaldo Cruz (HAOC).

JOICE ALINE KLEIN

Teóloga pela Faculdade EST (Escola Superior de Teologia). Pastora da Igreja Evangélica de Confissão Luterana no Brasil. Capelã e membro do Comitê de Bioética e do Time de Melhores Práticas em Cuidados Paliativos e Terapias Integrativas do Hospital Alemão Oswaldo Cruz (HAOC).

JULIANA DOGUE DICEZARE

Graduada em Enfermagem pela Universidade Federal de São Paulo (UNIFESP). Especialista em Enfermagem Clínica e Cirúrgica pela UNIFESP. Extensão em Promoção da Saúde pela Faculdade de Medicina da Universidade de São Paulo (FMUSP). MBA em Gestão de Saúde com ênfase em Clínicas e Hospitais pela Fundação Getúlio Vargas (FGV). Extensão em Gestão da Educação Corporativa pela Fundação Instituto de Administração (FIA). Supervisora de Educação Corporativa no Hospital Alemão Oswaldo Cruz (HAOC).

JULIANA SANTOS AMARAL DA ROCHA

Mestre em Gerenciamento de Enfermagem pela Escola de Enfermagem da Universidade de São Paulo (EEUSP). Especialista em Enfermagem Oncológica pela Fundação Antônio Prudente – AC Camargo. Especialista em Gerenciamento de Enfermagem pela Faculdade Santa Marcelina (FASM). Coordenadora de Prática e Modelo Assistencial do Hospital Alemão Oswaldo Cruz (HAOC).

LARA CRISTINA VIANA DE ALMEIDA BUENO

Graduada em Farmácia e Bioquímica pela Universidade Bandeirante de São Paulo (UNIBAN). Pós-graduada em Farmacologia Clínica pelo Instituto de Pesquisas Hospitalares (IPH). Especialista em Farmácia Clínica e Atenção Farmacêutica pela Universidade Gama Filho (UGF). MBA em Gestão de saúde e Administração Hospitalar pela Faculdade de Educação em Ciências da Saúde (FECS). Coordenadora de Assistência Farmacêutica e Logística do Hospital Alemão Oswaldo Cruz (HAOC) – Unidade Vergueiro.

LUCIANA MENDES BERLOFI

Graduada em Enfermagem pela Universidade Federal de São Paulo (UNIFESP). Pós-graduada em Enfermagem Médico-Cirúrgica pela UNIFESP. Mestre em Ciências UNIFESP. MBA em Gestão de Serviços de Saúde pela Fundação Getúlio Vargas (FGV). Coordenadora do Curso de Pós-graduação em Gestão de Serviços e Práticas Assistenciais de Enfermagem do Hospital Alemão Oswaldo Cruz (HAOC). Gerente das Unidades de Internação do HAOC e do Núcleo da Experiência do Paciente do HAOC.

LUCIENE CRISTINE DA SILVA FERRARI

Especialista em Oncologia e Transplante. Gerente de Serviços de Apoio Diagnóstico e Terapêutico (SADT) no Hospital Alemão Oswaldo Cruz (HAOC). MBA de Gestão em Saúde.

MARCIA UTIMURA AMINO

Graduada em Enfermagem pela Escola de Enfermagem da Universidade de São Paulo (EEUSP). Pós-graduada em Administração Hospitalar pelo Instituto de Pesquisas Hospitalares (IPH). Pós-graduada em Enfermagem em Saúde Mental e Psiquiátrica pela Universidade Federal de São Paulo (UNIFESP). Curso Internacional de Qualidade em Saúde e Segurança do Paciente pela Escola Nacional de Saúde Pública da Universidade Nova Lisboa (Portugal). Assessora Assistencial no Hospital Alemão Oswaldo Cruz (HAOC).

MICHELE BEZERRA

Graduada em Enfermagem pela Universidade Nove de Julho (Uninove). Especialista em Formação de Docentes para o Ensino em Enfermagem em Nível Técnico e Superior na Uninove; em Urgência e Emergência na Faculdade de Irmandade Santa Casa de Misericórdia de São Paulo e em Oncologia na Faculdade de Ciências da Saúde Albert Einstein. Mestranda Profissional na linha de pesquisa Educação em Saúde na Comunidade pela Universidade de São Paulo (USP). Enfermeira na Unidade de Internação de Oncologia no Hospital Alemão Oswaldo Cruz (HAOC).

NATALIA NOVAES PAVANI SOLER

Graduada em Psicologia pela Universidade Federal de São Paulo (UNIFESP). Especialista em Psicologia da Saúde pelo Conselho Federal de Psicologia. Especialista em Psico-Oncologia pelo AC Camargo Cancer Center. Especialista em Cuidados Paliativos pela Casa do Cuidar. Psicóloga dos setores de Oncologia e Cuidados Paliativos do Hospital Alemão Oswaldo Cruz (HAOC).

PATRÍCIA ANGÉLICA TEIXEIRA DE FAVERI

Graduada em Enfermagem Universidade Federal de São Paulo (UNIFESP). MBA em Administração Hospitalar em Gestão em Saúde pela Faculdade de Educação em Ciências da Saúde (FECS). Pós-graduada em Gerenciamento de Serviços de Enfermagem pela UNIFESP. Pós-graduada em Clínica Médica e Cirúrgica pela UNIFESP. Coordenadora de Enfermagem de Unidade de Internação do Hospital Alemão Oswaldo Cruz (HAOC).

SIMONE MORAES KUMBIS

Graduada em Enfermagem pela Universidade Nove de Julho (Uninove). Especialista em Cardiologia pela Universidade Federal de São Paulo (UNIFESP). Mestre em Gerenciamento e Liderança Competitiva em Enfermagem pela Fator RH. Enfermeira no Centro de Especialidades e Neurofisiologia do Hospital Alemão Oswaldo Cruz (HAOC).

SUZANA MARIA BIANCHINI

Graduada em Enfermagem pela Universidade Estadual de Londrina (UEL). Mestre em Enfermagem pela Universidade de Guarulhos (UnG). Doutora em Ciências da Saúde pela Universidade de São Paulo (USP).

Agradecimentos

Agradecemos ao Superintendente Executivo do Hospital Alemão Oswaldo Cruz, sr. Paulo Vasconcellos Bastian, pelo apoio constante às iniciativas da equipe assistencial dessa instituição, por compreender que diversas são as necessidades de aprimoramento e de investimentos para obtermos uma assistência de excelência.

Agradecemos a todos os profissionais que forneceram seus relatos, contando suas vivências no cuidar, pois sem esse conteúdo não seria possível realizarmos esta construção.

Aos pacientes e familiares que são os protagonistas de todas essas histórias, nosso mais sincero agradecimento e reconhecimento pelo valor que essas relações trouxeram para a vida de cada um de nós, como pessoa e como profissional. Obrigada por confiar em nós e nos possibilitar essa vivência. Obrigada por nos inspirar!

Prefácio

> Viver é muito perigoso.
>
> **João Guimarães Rosa**

Acompanhar a vida que vai acontecendo nas "entreparedes" de um hospital é privilégio dos bons observadores. Quem observa fica naquele espaço entre conhecer e desvelar: sabe, mas não sabe. Afinal, a vida acontece no presente. É nele que se aprende, desaprende, esquece, recorda.

Este livro expõe as dimensões do cuidar: atender, acolher, fortalecer, o crescer dentro e fora dos profissionais do Hospital Alemão Oswaldo Cruz (HAOC). A riqueza de quem foi procurado pela confiança e competência, por isso preservou, cresceu, desenvolveu, insistiu e revelou.

> A lembrança da vida da gente se guarda em trechos diversos, cada um com seu signo e sentimento, uns com os outros acho que nem não misturam.[1]

Os profissionais do HAOC que aceitaram o desafio de registrar suas experiências sobre o que aprenderam cuidando de outro alguém, afirmam que faltaram palavras para demonstrar o que, de fato, estavam lembrando e sentindo. Acredito! Como já afirmou nosso querido escritor e mestre João Guimarães Rosa (que me empresta sua sabedoria neste Prefácio para que eu construa "pontes"):

> Tem horas antigas que ficaram muito mais perto da gente do que outras, de recente data. O senhor mesmo sabe.[2]

---

1 Rosa JG. Grande Sertão: Veredas. São Paulo, Nova Fronteira; 1988. p. 17. Rosa JG. Grande Sertão: Veredas. São Paulo, Nova Fronteira; 1988. p. 17

2 Rosa JG. Grande Sertão: Veredas. São Paulo, Nova Fronteira; 1988. p. 82.

Esses profissionais cuidadores do HAOC, presentes neste livro, apresentam um crescimento conjunto, acompanhados de sentimentos expressos em cada capítulo: gratidão, realização, orgulho, saudades (...) entre outros. Por trabalharem embasados na metodologia *Primary Nursing* (apresentada também ao longo do livro), permitiu-se que o vínculo com o paciente e sua família se desenvolvesse mais rapidamente e que falhas de comunicação interpessoal (inevitáveis em qualquer relação) fossem também mais rapidamente corrigidas.

Contam as barreiras enfrentadas ao longo de qualquer construção interpessoal e, com a perspectiva, atenção e intenção adequadas, souberam crescer e aprender com essas "pedras". A diferença ao lidar com as pedras/barreiras não estava nas pedras, mas nas pessoas que as tocaram. Afinal, a partir de uma pedra o poeta Carlos Drummond cria um poema, o artista Michelangelo extrai uma escultura, alguém mais distraído tropeça e os profissionais do HAOC constroem um aprendizado que alia competência com amorosidade.

Os capítulos deste livro estão muito ricos! Eles explicam quando quebrar rotinas e protocolos, explicitam o respeito ao outro (que não está firme, pois é um enfermo!) e apresentam os valores éticos que definem escolhas, os desafios do profissional ao vivenciar a morte e os cuidados paliativos prestados no contexto hospitalar, os cuidados (não menos importantes!) com os familiares dos enfermos. Nesse contexto, cabe citar a máxima de Hipócrates: "Curar algumas vezes, aliviar quase sempre e confortar sempre".

Este livro também resgata a história/mito de Quíron, o curador ferido, que se trata enquanto trata os demais, pois ele conecta-se com suas próprias limitações e sofrimento ao lidar com o sofrimento humano.

> Sempre que se começa a ter amor a alguém, no ramerrão, o amor pega e cresce é porque, de certo jeito, a gente quer que isso seja, e vai, na ideia, querendo e ajudando, mas quando é destino dado, maior que o miúdo, a gente ama inteiriço, fatal, carecendo de querer, e é um só facear com as surpresas.[3]

Corajosos foram os profissionais do HAOC que se expuseram neste livro! Colocaram-se inteiros, humanos, vulneráveis (...) características das pessoas capazes de estabelecer conexões verdadeiras. Nota-se, nas falas e nas reflexões, o profundo respeito à condição do outro, lidando

3 Rosa JG. Grande Sertão: Veredas. São Paulo, Nova Fronteira; 1988. p. 118.

com suas próprias e diferentes escolhas de vida, assim como seus mais diversos sentimentos, como raiva, desconfiança, revolta e sofrimento.

Gratidão foi o sentimento que me preencheu com o convite para escrever este Prefácio e, também, com a leitura de cada capítulo. Que privilégio ter amigos e colegas de profissão "desse tamanho", desse porte, com essa consciência e essa inteligência emocional.

Este livro é para ser lido mais que uma vez. Este livro honra uma instituição e a faz ainda maior. Este livro aquece o coração e faz recordar (*re-* + *cordis*: voltar a passar pelo coração) aos profissionais de saúde a beleza de sua escolha.

> Amor desse, cresce primeiro; brota é depois.
>
> Sertão: é dentro da gente.[4]

Profa. Dra. Maria Júlia Paes da Silva
Profa. Titular pela Escola de Enfermagem
da Universidade de São Paulo (EEUSP)

---

4 Rosa JG. Grande Sertão: Veredas. São Paulo, Nova Fronteira; 1988. p. 270.

Apresentação

Ao longo da minha trajetória no Hospital Alemão Oswaldo Cruz, tive a oportunidade de conviver com grandes profissionais e presenciar histórias que me marcaram profundamente como líder e como pessoa. Aprendi com essas histórias que mais que conhecimento técnico e disciplina, cuidar exige generosidade. Sem empatia, entusiasmo e transparência não se cria um vínculo verdadeiro de confiança entre a equipe assistencial, o paciente e o familiar.

Parte desse aprendizado também revela a evolução da maneira de cuidar do Hospital Alemão Oswaldo Cruz, que teve início com a chegada das enfermeiras da Cruz Vermelha Alemã, logo após a abertura da Instituição. O objetivo desta publicação é dar luz para as ricas experiências vivenciadas pela equipe assistencial do hospital no cuidado, além de inspirar e fortalecer quem atua ou deseja ingressar na área da saúde.

Durante a leitura, assim como eu, você irá se emocionar com as histórias inspiradoras que refletem não apenas a complexidade do universo da saúde, mas também a sintonia e o comprometimento dos profissionais com a atitude de superar as próprias limitações para cuidar.

Os depoimentos nos sensibilizam, pois mostram que atuar na assistência exige autoconhecimento e humildade para ser um eterno aprendiz, afinal cada paciente é único. E, por mais conhecimento técnico que tenhamos – e temos investido bastante na formação dos nossos profissionais para que eles estejam melhores preparados para lidar com as mais diversas circunstâncias –, o fato é que mesmo com treinamento, nunca teremos a palavra certa para consolar a dor de uma mãe que acabou de perder um filho ou de um pai, cujo diagnóstico impede de ver o filho crescer. O que fica nessa hora é a verdade que nos conecta com a emoção do outro; e para que esse vínculo seja firmado é necessário se despir da armadura composta pelos títulos, jaleco ou roupa privativa, e ficar tão vulnerável quanto o doente.

É preciso ter coragem para ficar nessa posição e seguir para o próximo plantão com o mesmo zelo e atenção.

São admiráveis a vocação e a generosidade dos profissionais que, mesmo diante de situações complexas, atuam de modo preciso, aliando o conhecimento técnico ao acolhimento para garantir o cuidado pleno e a melhor experiência aos pacientes e familiares. O vínculo gerado pela convivência também proporciona diversos aprendizados.

Embora a rotina das equipes assistenciais seja marcada por momentos de tristezas, perdas e sofrimentos, os relatos mostram também a satisfação com a profissão, o privilégio e a gratidão que os times têm por vivenciar a luta e o recomeço da vida do paciente e, muitas vezes, de toda uma família.

A leitura nos comove porque nos provoca a repensar o que é empatia, compreendendo a sutileza de seguir à risca os protocolos para segurança do paciente sem perder a sensibilidade de perceber o outro integralmente.

No momento de dor e de incerteza, é no cuidado estabelecido olho no olho que se firma a confiança para deixar-se ser cuidado. Mesmo com o avanço da Medicina e da tecnologia, que tornaram o tempo elástico, ampliando a capacidade do homem de prolongar sua existência, ainda não conseguimos driblar a finitude da vida. Nesse momento, por mais conhecimento técnico que se tenha, o que fica são os pequenos gestos ao longo do cuidado, como a verdade, a presença e a compaixão pelo outro.

Em virtude disso faz-se necessário criar um ambiente que fortaleça quem cuida, tornando-os mais bem preparados para o dia a dia, além de valorizar a construção de vínculos de confiança dos profissionais de saúde com a família, da comunicação clara e da educação para o autocuidado pelo bem-estar do paciente.

A construção do modelo assistencial do hospital nasceu a partir dessas experiências dos profissionais e do desejo de fazer melhor. Construído de modo colaborativo com as equipes, hoje, o modelo é considerado um dos melhores do País, porque coloca de fato o paciente e o familiar no centro do cuidado.

As decisões para o cuidado com o paciente continuam sendo baseadas nas melhores evidências científicas, mas a história de vida e as necessidades de cada paciente continuam norteando nossa Instituição a fazer sempre melhor.

Tenho certeza de que os depoimentos reunidos aqui neste livro servirão de inspiração tanto para quem atua como para quem deseja ingressar na área da saúde. Além de reconhecer quem tem a grandeza de cuidar.

Desejo a todos uma boa leitura!

Paulo Vasconcellos Bastian
CEO – Hospital Alemão Oswaldo Cruz

Sumário

Introdução

Fátima Silvana Furtado Gerolin

Desde a construção e o lançamento do livro *A assistência como essência da trajetória do Hospital Alemão Oswaldo Cruz*, em 2017, nos sentimos motivados a escrever outro livro, descrevendo com detalhes o que é essa vivência do cuidar e o que a relação estabelecida no momento que prestamos cuidados a alguém é capaz de fazer, não só para o paciente e seu familiar, mas também para nós, profissionais da área da saúde.

Essa motivação, fruto do trabalho de uma equipe multiprofissional que atua no Hospital Alemão Oswaldo Cruz (HAOC), nas mais diversas áreas de atendimento, constituída por enfermeiros, farmacêuticos, fisioterapeutas, nutricionistas, psicólogos, técnicos de enfermagem e por uma profissional dedicada aos cuidados relacionados à espiritualidade, resultou em um trabalho que acreditamos que motivará pessoas a se interessarem a trabalhar na área da saúde, bem como reforçará aos profissionais que dedicam seu dia a dia a cuidar de alguém a lembrar do propósito da escolha de sua profissão. Também acreditamos que para muitos de nós, seres humanos vulneráveis que somos, conseguiremos nos ver na posição de alguém que necessita de cuidados e que experimenta vivências difíceis, porém ricas em aprendizado de vida.

Temos o privilégio de atuar em uma instituição de saúde com uma história de 122 anos de existência e de sucesso, e que nos possibilita trabalhar dentro de um modelo assistencial denominado Modelo Assistencial Hospital Alemão Oswaldo Cruz. Este modelo tem como base os conceitos do *Relationship Based Care* (RBC) – Cuidado Baseado no Relacionamento, desenvolvido pela enfermeira americana Mary Koloroutis, bem como os princípios do *Primary Nursing*, desenvolvido pela enfermeira também americana Marie Manthey. Esse embasamento teórico nos norteou no desenvolvimento e no estabelecimento do modelo que hoje aplicamos na nossa instituição. É a partir da aplicação desse modelo assistencial que nos apoiamos para reforçar a importância do estabelecimento de vínculo de confiança entre profissionais da saúde, pacientes e seus familiares.

Este livro representa, em sua essência, o que nós, profissionais da área da saúde, aprendemos e vivenciamos durante o cuidar. Assistir alguém, ou cuidar de alguém, significa também conectar-se a ele. Essa condição humana que temos de estabelecer vínculos de confiança ao longo de nossa vida também nos traz a oportunidade de influenciar pessoas no sentido de tornar experiências difíceis, muitas vezes de vulnerabilidade, em momentos de crescimento e de paz.

É um livro que o leitor poderá escolher ler por partes ou na sua íntegra. Ele traz sentimentos e percepções distintas, porém autênticas, pois todos nós, de alguma maneira, nos colocamos no lugar do outro pela nossa capacidade empática, e conseguimos nos ver naquela situação.

Durante anos de experiência cuidando de pessoas e de seus familiares no ambiente hospitalar, pudemos aprender o quanto estar preparado técnica e cientificamente e também pronto para estar presente, de fato, no momento do cuidar e conseguir conectar-se à pessoa que está sob nossos cuidados, resulta em ganho bilateral. Vamos aprimorando comportamentos e meios para priorizar o que é mais importante na relação entre pacientes e seus familiares. Entendemos que quando conseguimos ter uma conexão legítima com o paciente, isso contribui para firmar uma relação de confiança, facilitando os processos assistenciais, elevando a satisfação tanto do paciente e seus familiares quanto dos profissionais.

Nem sempre é fácil ganhar a confiança do paciente e rapidamente estabelecer conexões para vivenciarmos uma relação empática. Existem situações em que o paciente permanece no hospital por muitos dias, o que traz a oportunidade de vivenciarmos diversos sentimentos que ele nos transmite durante momentos críticos, como em situações de dor, de ansiedade, de medo do que pode estar por vir e do desconhecido, de tristeza por ver seus familiares também sofrendo por aquele enfrentamento. Percebemos que, muitas vezes, é nessas situações de vulnerabilidade que conseguimos contribuir até com a nossa simples presença para atenuar o sofrimento e tranquilizar o paciente.

Para desenvolver este livro, alinhamos com o Grupo Modelo Assistencial (GMA) do HAOC como seria essa construção. Inicialmente, lançamos um convite a todos os profissionais das áreas assistenciais que atuam em todas as unidades do HAOC para que eles se disponibilizassem voluntariamente a realizar o relato de histórias vividas com pacientes e familiares no decorrer de sua atuação na instituição e o quanto essa história contribuiu para ele como pessoa ou profissional. Após o aceite, os membros do GMA realizaram as coletas dos relatos por meio de encontros presenciais, utilizando a técnica de gravação e posterior transcrição da fala de cada participante. Antes de iniciarmos a gravação, foi aplicado um Termo de Consentimento Livre e Esclarecido (TCLE), garantindo o anonimato do profissional participante. Também é importante destacar que mantivemos a privacidade dos pacientes e familiares aqui citados, modificando o nome deles durante cada relato, ou seja, os nomes apontados são fictícios.

Para introduzir os relatos em cada capítulo, fizemos a transcrição deles com algumas modificações para tirar os vícios de linguagem e tornar a leitura mais fácil, mais agradável.

Após a coleta e leitura dos relatos transcritos, os categorizamos por temas, com sentidos similares. O livro foi, portanto, dividido em dez capítulos. No primeiro e no segundo capítulos encontramos material teórico e reflexivo sobre a relação empática, fortalecendo a confiança entre equipe assistencial, paciente e família, e também abordamos o significado do cuidar. Do terceiro ao nono capítulos dividimos os relatos pela perspectiva do que "aprendemos cuidando de você" em temas que remetem ao aprendizado e às possibilidades de mudanças que essas relações tiveram na vida de cada profissional. O décimo capítulo apresenta o que nós, profissionais que escrevemos o livro, aprendemos durante essa construção.

Também quero deixar aqui registrado que foi com grande emoção que coordenei esta obra. Pelo fato de ter lido todos os relatos por diversas vezes, por conhecer os profissionais envolvidos e, em alguns casos, ter conhecido até o paciente e seus familiares, muitos foram os momentos em que tive que parar e realizar outra atividade, pois os sentimentos que emergiam dessa leitura eram tão fortes que tornava difícil eu retirar a minha própria sensibilidade diante da nossa fragilidade humana.

Esperamos que você, leitor, também se sinta transformado de alguma maneira após as reflexões que a leitura lhe proporcionará.

Capítulo

1

A relação empática fortalecendo a confiança entre equipe assistencial, paciente e família

Alexandra Pinheiro Morais de Jesus
Fátima Silvana Furtado Gerolin
Luciana Mendes Berlofi

> A lição maior para todos nós é que a vida não é nada senão um grande presente. Não é ontem nem amanhã. Não é um fardo ou um prêmio. É presente, é agora.
>
> **Arantes**[1]

Para aqueles que têm experiência em cuidar de pessoas, não é tão difícil sentir o que essa relação é capaz de proporcionar para si mesmo, para os pacientes e para os seus familiares. Difícil é descrever o que isso, de fato, significa e o quanto tal experiência pode nos transformar.

Para tanto, começaremos trazendo algumas definições sobre "cuidado" para que você, leitor, também consiga entender e sentir o que isto significa.

O cuidar não é somente uma técnica, um procedimento; na verdade, é uma arte que pressupõe técnica.[2] Nesse conceito, portanto, observamos o cuidado como sendo algo não empírico, mas algo que requer conhecimento científico e habilidades específicas. Contudo, se buscarmos entender o significado da palavra "arte", encontraremos a seguinte definição:

> Atividade humana ligada a manifestações de ordem estética, feita por artistas a partir de percepção, emoções e ideias, com o objetivo de estimular esse interesse de consciência em um ou mais espectadores, e cada obra de arte possui um significado único e diferente. A arte está ligada à estética, porque é considerada uma faculdade ou ato pelo qual, trabalhando uma matéria, a imagem ou o som, o homem cria beleza ao se esforçar por dar expressão ao mundo material ou imaterial que o inspira. Na história da filosofia tentou se definir a arte como intuição, expressão, projeção, sublimação, evasão etc. Aristóteles definiu a arte como uma imitação da realidade, mas Bergson ou Proust a veem como a exacerbação da condição atípica inerente à realidade.[3]

Assim, a partir desta definição, podemos arriscar uma analogia com o cuidar, à medida que ele é entendido como arte, pois nesse processo há de fato a expressão de emoções e ideias envolvidas, trazendo um significado único para cada ato de cuidar.

Na verdade, cuidar é mais que um ato; é uma atitude. Abrange mais que um momento de atenção, de zelo e de desvelo. Ele representa uma atitude de ocupação, de preocupação, de responsabilização e de envolvimento afetivo com o outro.[4]

> Se o humano pode deixar algum legado quando morre, o único verdadeiramente seu é a história que constrói. A história de alguém é um patrimônio sem igual. Único e poderoso, perpetua a existência, marca a presença na vida de outros para sempre.[5]

A arte do cuidar acontece na sintonia entre técnica, atitude e propósito com o outro. É uma arte inspiradora que desperta reconhecimento e gratidão, pois acontece no campo relacional, em que o ser humano entra em contato com seus sentimentos mais profundos e poderosos.

> Cuidar é o mínimo entre as funções para as quais eu fui impelida.[6]

Esta era uma fala frequente de Florence Nightingale, para o grupo de 40 enfermeiras que compunham seu time, no Hospital Barrack na Crimeia, ao evocar seu lema de não deixar nenhum homem que estava sob sua observação morrer sozinho com seu sofrimento.[6]

A experiência de entregarmos cuidados a alguém é única e diferente para cada pessoa. Sabemos que o que sentimos e o nível de envolvimento, no sentido de estabelecer uma relação empática com cada paciente, é diferente. Isso depende de várias condições, sendo uma delas a capacidade de identificar o momento que nos encontramos enquanto seres humanos. A nossa compreensão em relação ao que o outro está vivenciando – no caso, o paciente ou o seu familiar –, depende da nossa própria história de vida, dos enfrentamentos e dificuldades que passamos ou que estamos passando para estar onde estamos. Conhecer nossas emoções e saber lidar com cada uma delas também é fator primordial para estarmos ainda mais plenos nessa relação do cuidar.

Sentir é estar vulnerável. Acreditar que a vulnerabilidade é uma fraqueza, é assumir que os sentimentos também os são. A vulnerabilidade se transforma em coragem e força a partir do momento que passamos a conhecer e aceitar nossos sentimentos nas diversas situações, em vez de julgar-nos. Reconhecer os sentimentos é o primeiro passo para o despertar da empatia, da criatividade e do pertencimento. O senso de pertencimento é uma poderosa forma de conexão.

Segundo Brown, a energia criada entre as pessoas quando elas se sentem vistas, ouvidas e valorizadas ou mesmo quando elas podem dar e receber sem julgamentos estabelece essa tal conexão. Já o pertencimento é entendido como o desejo humano nato de fazer parte de algo maior que nós. No entanto, o real senso de pertencimento somente é possível quando nós assumimos imperfeitos e complementares.[7]

A empatia é uma das noções relativas à fonte de conhecimento. Consiste na percepção correta do ponto de referência de outra pessoa com as nuances subjetivas e os valores pessoais que lhe são inerentes. Perceber de maneira empática é perceber o mundo subjetivo do outro como se fôssemos essa pessoa, sem, contudo, jamais perder de vista que se trata de uma situação análoga. A capacidade empática implica, por exemplo, sentir a dor ou o prazer do outro como ele os sente, perceber sua causa como ele a percebe – ou seja, explicar os sentimentos ou as percepções do outro como ele os explica a si mesmo –, sem esquecer que tais experiências e percepções pertencem a outra pessoa.[8] Isso significa estar em sintonia com a outra pessoa.

Ainda, segundo o mesmo autor, empatia significa penetrar no mundo perceptual do outro e sentir-se totalmente à vontade dentro dele. Requer sensibilidade constante para as mudanças que se verificam nesta pessoa em relação aos significados que ela percebe, como o medo, a raiva, a ternura, a confusão ou qualquer situação que ela esteja vivenciando. Significa viver temporariamente a vida dela; mover-se delicadamente dentro dela sem julgamentos; perceber os significados que ela quase não percebe. Tudo isso sem tentar revelar sentimentos que a própria pessoa não tem consciência, pois tal atitude poderia ser muito ameaçadora. Implica transmitir a maneira como você sente o mundo dela à medida que o examina, sem viés. Significa, frequentemente, avaliar com ela a precisão do que se sente, para então nos guiarmos pelas respostas obtidas. Passamos a ser um companheiro confiante dessa pessoa em seu mundo interior, mostrando a ela os possíveis significados presentes no seu fluxo de vivências, ajudando-a focalizar o "cuidado" como um ponto de referência, vivenciar os significados de forma mais plena e também progredir nessa vivência. Estar com o outro dessa maneira significa deixar de lado, nesse momento, nossos próprios pontos de vista, e nossos valores para entrar no mundo do outro sem preconceitos; significa por de lado nosso próprio eu.[9]

Com base nisso, Rogers se refere principalmente aos princípios da relação empática estabelecida numa relação terapêutica, a qual pode ocorrer em várias situações de atenção à saúde, mais especificamente, na psicoterapia. Quando vivenciamos o cuidar, o assistir o outro em suas necessidades físicas e psíquicas, percebemos que quanto maior o tempo e a frequência que nos encontramos com essa pessoa, maiores são as possibilidades de desenvolvermos uma relação satisfatória e empática para ambas as partes. Essa relação empática pode ser estabelecida mesmo em vivências mais breves, desde que o profissional que está prestando cuidados, de fato, esteja em sintonia com a pessoa que está sendo cuidada.

Ao longo de nossa experiência em cuidar de pessoas, estejam elas internadas, estejam em atendimentos mais breves, como em ambulatório, vamos adquirindo competências específicas que nos ajudam a estabelecer essa relação empática e favorecem a construção de um relacionamento de confiança – aspecto fundamental para obtenção de melhores resultados assistenciais. Muitas vezes, não percebemos que esse processo de amadurecimento e aquisição de competências acontece no decorrer da nossa vida profissional. É provável que só tenhamos essa consciência com o passar do tempo e com o acúmulo de vivências e memórias de relações extraordinárias que passamos com nossos pacientes e seus familiares. Entendemos, então, que essas memórias nos transformaram, contribuíram com nossas reflexões sobre os nossos próprios valores, sobre nossa maneira de entender o mundo e como nos relacionamos com as pessoas.

A empatia é uma competência essencial àquele que cuida do outro, e essa não é uma recomendação moderna. Tal competência foi mapeada e mencionada no século XVII, quando já se recomendava aos profissionais da área que utilizassem perspicácia e sensibilidade para perceber os verdadeiros problemas dos seus pacientes e, assim, estabelecer conversas sobre esperanças e conselhos.[6]

Segundo Watson, a empatia é um dos instrumentos mais adequados para estabelecer e manter a importante relação de ajuda-confiança entre profissional e paciente. A partir da verdadeira intenção de cuidar, é possível desenvolver uma relação empática quando se reconhece o outro como quem vivencia sua experiência única de ser paciente e se expressa entendimento e aceitação por meio da linguagem verbal e não verbal.[10]

Estar presente nas relações representa o fundamento da empatia. É a partir do foco e da atenção dispensada ao outro que o processo empático se inicia e torna possível a compreensão da experiência alheia.[11] Estamos presentes onde está nossa atenção. Se ao cuidarmos estivermos preocupados com outras questões e/ou situações não relacionadas ao outro que está sendo cuidado, dificilmente conseguiremos desenvolver e demonstrar empatia.[12]

Estar presente e em atenção plena oportuniza uma abordagem equilibrada das emoções negativas para que os sentimentos não sejam reprimidos ou exagerados.[7]

Independentemente das concepções teóricas e das áreas que o construto empatia vem sendo aplicado, algo importante pode ser destacado: a preocupação e a inclusão com o outro em seu sofrimento psíquico e social. Nos variados estudos brasileiros sobre o tema, cada um com seu ponto de defesa, ele pode ser traduzido como a condição de se investir em habilidades psicossociais capazes de reconhecer e agir emocionalmente, de modo cognitivo e comportamental com outrem, contribuindo para melhoria na qualidade das relações interpessoais e nos vínculos afetivos. Afinal, o construto da empatia no ser humano é condição *sine qua non* do processo de aprendizagem, de desenvolvimento e de experiência social, permitindo uso mais efetivo das capacidades comunicativas e afetivas na dinâmica interpessoal.[12]

Vale ressaltar que precisamos, portanto, compreender melhor a natureza do sofrimento do outro e ter interesse verdadeiro por essa compreensão para se estabelecer mais facilmente uma relação de confiança. Esse interesse não significa ser caridoso ou sentir pena de alguém na relação do cuidar, mas estar maduro o suficiente para entregar um cuidado pleno e verdadeiro na relação que ali se estabelece.

Alguns momentos de cuidado são ainda mais especiais e únicos, pois acontecem em um ambiente quase que sagrado, que acomoda o ser que cuida e o ser que é cuidado. Nesses casos, é inevitável não se criar uma atmosfera de profunda conexão e reciprocidade. Muitas vezes, são momentos simples, mas que acontecem em instâncias únicas que nos permitem construir, estender ou restaurar a confiança em nós mesmos e nos outros.

Estudos demonstram a reciprocidade da confiança em uma ampla variedade de situações, inclusive em uma relação entre completos estranhos. Ainda destacam que a construção de relações conscientes de confiança induz, inclusive, benefícios fisiológicos mensuráveis.[13]

Sabemos que a competência técnica é fundamental no momento que o profissional da área da saúde está prestando cuidados. No entanto, do ponto de vista do paciente, o bom cuidado se dá nas orientações de fácil compreensão e/ou coerentes e nas atitudes gentis e carinhosas desses profissionais, bem como na atenção ao serem de fato ouvidos e compreendidos.

Ao avaliar o significado do cuidado para pacientes que estão sendo atendidos em pronto-socorro, por exemplo, pesquisadores constataram a importância das relações interpessoais na percepção do ambiente de modo que relacionamentos qualificados foram representados por eles como constituídos por empatia e abertura para diálogo por parte dos profissionais.[14]

Ouvir as preocupações e demonstrar respeito e compaixão com pacientes e familiares são consideradas ações muito importantes para melhorar as relações e aumentar a satisfação dos envolvidos.[15]

Terminar um curso técnico ou de graduação na área da saúde não nos deixa exatamente prontos para estabelecer com facilidade um relacionamento empático com pacientes e familiares que iremos cuidar. A experiência nos mostra que isso demanda tempo. Exige amadurecimento, autoconhecimento e um profundo interesse em estar presente com o outro no momento em que estamos entregando o cuidado.

Existem recomendações para a inclusão e o aprimoramento desse assunto relacionado à empatia na formação inicial e permanente de profissionais de saúde, uma vez que ela proporciona tanto a satisfação dos pacientes quanto a dos profissionais. Todavia, suas articulações teórico-práticas na enfermagem e nas demais áreas da saúde ainda são escassas.[12,16,17]

No Hospital Alemão Oswaldo Cruz (HAOC) temos instituído um Modelo Assistencial próprio, cujo embasamento teórico se dá por meio de alguns conceitos, sendo um deles o Cuidado Baseado no Relacionamento, do inglês *Relationship Based Care* (RBC). Dentro desse conceito, a busca é transformar a entrega do cuidado e fortalecer a relação entre o paciente, seus familiares e a equipe multiprofissional, removendo barreiras entre todos os envolvidos e colocando o paciente e a família como a mais alta prioridade. Este fortalecimento das relações estimula toda a organização a criar ambientes adequados para o cuidado, nos quais os pacientes e seus familiares são verdadeiramente o centro da prática do cuidar.[18]

O RBC pressupõe 12 valores, descritos a seguir:

1. O significado e a essência do cuidado podem ser experimentados no momento que um ser humano se conecta a outro.
2. Sentindo-se conectados uns aos outros, existirá a possibilidade de harmonia.
3. Cada componente da equipe multiprofissional e cada um dos diversos departamentos têm uma valiosa contribuição a oferecer.
4. A relação entre pacientes, familiares e membros da equipe multiprofissional é a essência do cuidado.
5. O autoconhecimento e o autocuidado são requisitos fundamentais à assistência e às relações interpessoais saudáveis.
6. Relacionamentos saudáveis entre os membros da equipe multiprofissional resultam na entrega de cuidados de qualidade e em altos índices de satisfação de pacientes, profissionais e médicos.
7. As pessoas estão mais satisfeitas quando seus papéis e práticas de trabalho diário estão alinhados a seu desenvolvimento pessoal, profissional e a seus valores pessoais; quando sabem que estão fazendo uma diferença positiva aos pacientes, acompanhantes e a seus colegas de trabalho.

8. O valor do relacionamento com o paciente deve ser entendido, valorizado e acordado por todos os membros da organização de saúde.
9. A relação terapêutica entre família, paciente e profissional da saúde é essencial para a qualidade da assistência ao paciente.
10. A experiência do paciente melhora quando os profissionais dominam sua prática e sabem que são valorizados pela sua contribuição.
11. As pessoas aceitam melhor as mudanças quando estão inspiradas e partilham uma visão comum; quando a infraestrutura é adequada para apoiar as novas formas de trabalho; quando educação relevante é fornecida para o desenvolvimento pessoal e profissional; e quando elas evidenciam o sucesso do novo plano.
12. A mudança transformacional ocorre nas relações uma de cada vez.[18]

Ainda dentro da perspectiva do RBC, é essencial que a equipe multiprofissional saiba que o objetivo maior de sua prática profissional é cuidar de pacientes e familiares, e os melhores resultados são obtidos quando o paciente se sente seguro dentro de um relacionamento de confiança e quando há sintonia entre eles. Cabe ainda destacar que o relacionamento entre equipe multiprofissional, pacientes e familiares é reforçado por meio do foco na continuidade da assistência prestada de modo interdisciplinar. Esta estrutura prevista no RBC é composta de quatro princípios:

1. Autonomia na relação equipe assistencial e paciente.
2. Equipe assistencial para suprir as necessidades dos pacientes.
3. Comunicação entre enfermeiro, paciente e equipe assistencial.
4. Gerenciamento do ambiente do cuidado.[18]

Mary Koloroutis, em seu livro *Advancing Relationship-Based Cultures*, descreve quatro princípios que aprimoram os relacionamentos. São eles:

- **Estar em sintonia:** prática mais fundamental de todas, pois sem ela, as outras práticas não são possíveis de acontecer. Presença e sintonia criam o espaço dentro do qual as outras práticas ocorrem. É a ação de estar presente para o outro. Quando estamos em sintonia, percebemos coisas em relação à outra pessoa e em relação ao seu jeito de ser. Essa sintonia também nos auxilia a perceber o impacto da nossa presença sobre a outra pessoa.

- **Questionando:** prática de descoberta baseada na curiosidade e interesse genuíno pelo outro. A prática ou o questionamento nos impedem de assumir responsabilidades, correr para o julgamento ou nos desconectarmos das pessoas de maneira pragmática. Nós nos tornamos mais científicos quando questionamos. Nos ajuda a resistir a conclusões precipitadas. Quando questionamos, perdemos menos e observamos mais.
- **Seguindo:** prática de ouvir em silêncio e estar atento ao ritmo e ao fluxo das palavras de uma pessoa, assim como ao seu conteúdo. Para conseguirmos seguir o outro, devemos ser capazes de estar com a pessoa na sua angústia, respeitar, apreciar e aprender algo sobre quem é esta pessoa e o que ela está passando.
- **Abraçando:** você já se perguntou por que quase todo bebê do planeta passa por um período que ele diz todos os dias: me abraça; me pega? Podemos nos preocupar que isso implique muita dependência, podemos pensar que é simplesmente irritante ou podemos adorar esse pedido. Geralmente, à medida que a criança cresce os pedidos diários para pegá-la desaparecem, mas os sentimentos podem não desaparecer. Isso pode retornar em qualquer idade, quando ela estiver numa situação vulnerável e a necessidade de se sentir abraçada retorna (de maneira física ou metafórica); gostando ou não, é um elemento-chave dos relacionamentos. Temos o poder de ajudar o outro a reexperimentar essa segurança primordial, nos tornando uma pessoa em quem ele pode confiar emocionalmente. Nós abraçamos alguém quando fazemos aquilo que dissemos que faríamos. Nós abraçamos quando nos lembramos de coisas que a pessoa nos disse e agimos sobre elas. Nós abraçamos alguém quando ouvimos sem defesas e sem represália.[19]

Agora, vamos analisar um pouco o que é confiança. Confiança pode ser definida como um estado. Ter confiança ou estar confiante é uma atitude delimitada no tempo e no espaço, ou seja, uma pessoa que se sente segura conta com alguém ou alguma coisa que age diretamente na sua fragilidade ou mesmo satisfaz suas necessidades.[20]

Existe algo que é comum a todos os indivíduos, relacionamentos, grupos, famílias, organizações, nações, economia e civilizações através do mundo. Se removido, irá destruir o mais poderoso governo, o maior negócio de sucesso, a maior liderança influente, a maior amizade, o mais forte caráter, o mais profundo amor. Contudo, se desenvolvido e elevado, teremos o potencial de criar sucesso inigualável e prosperidade em todas as dimensões da vida. Sim, é a menos entendida, a mais negligenciada e a mais subestimada possibilidade de nossos tempos. Estamos falando da "confiança". Ao contrário do que muitas pessoas pensam, a confiança não é uma qualidade ilusória que você tem ou não tem. A confiança é um valor pragmático, tangível e que podemos criar mais rapidamente do que de fato pensamos que é possível.[21]

O benefício das relações estabelecidas e firmadas com confiança também pode ser experimentado na relação do cuidar. Por meio da confiança entre profissionais da saúde, pacientes e familiares é que conseguimos perceber o valor e os benefícios adquiridos nessa relação. Em cada relação de cuidado estabelecida é possível saber exatamente se ela está ou não pautada na confiança. Pacientes que sentem confiança nos seus cuidadores, rapidamente estabelecem conexão com eles, contribuindo, desse modo, para seu próprio reestabelecimento, pois a comunicação fica mais fácil e os seus medos e suas dúvidas passam a ser verbalizados. Nesse contexto, os profissionais do cuidar conseguem ser mais efetivos ao prestar esclarecimentos, tirar dúvidas, diminuir o medo do desconhecido, além de diminuir a ansiedade dos pacientes, proporcionando a eles uma sensação de paz e maior controle auxiliando no seu reestabelecimento.

O transcorrer da hospitalização, a vivência do paciente e seus familiares no dia a dia com a equipe assistencial, entre outras variáveis, interferem diretamente no bem-estar do paciente e contribuem para sua recuperação. Esta vivência pode ou não trazer conteúdos que reforcem a confiança naqueles que o assistem – o que reflete uma condição fundamental para o estabelecimento e o fortalecimento de um relacionamento positivo que permita a fluidez nas diversas relações que o paciente vivencia. Na atualidade, muito se tem discutido a esse respeito, sendo essa temática denominada experiência do paciente. Essa experiência está diretamente relacionada à maneira como o cuidado é organizado e chega até o paciente. Depende, portanto, do modelo assistencial definido e praticado pela instituição.[22]

Voltando aos conceitos do RBC, é essencial que a equipe multiprofissional saiba que o objetivo maior de sua prática profissional é cuidar de pacientes e familiares, e os melhores resultados são obtidos quando o paciente se sente seguro dentro de um relacionamento de confiança. O relacionamento entre a equipe multiprofissional, pacientes e familiares é reforçado por meio do foco na continuidade da assistência prestada de modo interdisciplinar. O Modelo Assistencial Hospital Alemão Oswaldo Cruz foi delineado e é aplicado em toda a instituição para que a entrega do cuidado ocorra desta maneira, ou seja, os profissionais assumem integralmente os cuidados dos pacientes, dentro de cada uma das competências profissionais específicas, garantindo que os mesmos profissionais assumam os cuidados específicos daquele paciente desde sua admissão até a alta em todos os setores do hospital.

Esse Modelo Assistencial reforça a importância de se estabelecer uma relação de confiança e "estar presente" durante o período em que o profissional está com o paciente. O reconhecimento pela atenção dada pelos profissionais é uma percepção que favorece o entendimento de que essa premissa está sendo alcançada, bem como a presença da família é fundamental. Afinal, o centro da atenção desse modelo é o paciente e a família.[22]

Referências bibliográficas

1. Arantes ACQ. Dias que valeram viver. Capítulo do livro: Encontros inesquecíveis: relatos de cuidado e de ética. Nucci NAG, Kovács MJ, Fukumitsu KO (Org.). Campinas (SP), Alínea; 2018.
2. Waldow VR. Cuidado: expressão humanizadora da enfermagem. Petrópolis, Vozes; 2006.
3. Dicionário Priberan. Disponível em: https://dicionario.priberam.org/. Acesso em 20 maio 2019.
4. Boff L. Saber cuidar: ética do humano – Compaixão pela terra. Petrópolis (RJ), Vozes; 2014.
5. Liberato RP. A flor que o destino me ofertou. In: Nucci NAG, Kovács MJ, Fukumitsu KO (Org.). Encontros inesquecíveis: relatos de cuidado e de ética. Campinas (SP), Alínea; 2018.
6. Nightingale F. Notas sobre enfermagem: um guia para cuidadores na atualidade. Rio de Janeiro, Elsevier; 2010.
7. Brown B. Daring greatly: how the courage to be vulnerable transforms the way we live, love, parent, and lead. New York (NY), Gotham Books. Kindle Edition; 2012.
8. Rogers CR, Kinget G. Psicoterapia e relações humanas. Bizotto ML (trad.). Belo Horizonte, Interlivros; 1977, v. I. (Original publicado em 1965.)
9. Rogers CR. Uma maneira negligenciada de ser: a maneira empática. Patto MHS (trad.). In: Rogers CR, Rosenberg R. A pessoa como centro. São Paulo, EPU; 1977b. p.73. (Original publicado em 1975).
10. Favero L, Pagliuca LMF, Lacerda MR. Cuidado transpessoal em enfermagem: uma análise pautada em modelo conceitual. Rev. Esc. Enferm. USP. 2013 mar/abr;47 (2):500-5.
11. Savieto RM, Leão ER. Assistência de Enfermagem e Jean Watson: uma reflexão sobre a empatia. Rio de Janeiro, Esc. Anna Nery. 2016 jan/mar;20 (1). Disponível em: http://dx.doi.org/10.5935/1414-8145.20160026.
12. Formiga NS. Os estudos sobre empatia: reflexões sobre um construto psicológico em diversas áreas científicas. (Internet). Porto (Portugal), O portal dos psicólogos;

2012. Disponível em: http://www.psicologia.pt/artigos/textos/A0639.pdf. Acesso em 20 maio 2015.

13. Covey SM, Link G, Merrill RR. Smart Trust: Creating Prosperity, Energy, and Joy in a Low-Trust World. New York (NY), Simon and Schuster; 2012.
14. Baggio MA, Callegaro GD, Erdmann AL. Compreendendo as dimensões do cuidado em uma unidade de emergência hospitalar. Rev. Bras. Enferm. 2009 maio/jun;62 (3):381-6.
15. Ak M, Cinar O, Sutcigil L, Congologlu ED, Haciomeroglu B, Canbaz H et al. Communication skills training for emergency nursing. Int. J. Med. Sci. 2011 maio;8 (5):397-401.
16. Pytel C, Fielden MSN, Meyer KH, Albert N. Nurse-patient/visitor communication in the emergency department. J. Emerg. Nurs. 2009 set;35 (5):406-11.
17. Scarpellini GR, Capellato G, Rizzatti FG, Silva GA, Baddini-Martinez JA. Escala CARE de empatia: tradução para o português falado no Brasil e resultados iniciais de validação. Medicina (Ribeirão Preto). 2014 jan/mar;47 (1):51-8.
18. Koloroutis M. Relationship Based Care: a model for transforming practice. Minneapolis, Creative Health Care Management, Inc; 2004. p.15-20.
19. Koloroutis M. Advancing Relationship-Based Cultures. Creative Health Care Management. Minneapolis (MN), Mio; 2017. p.4.
20. Meize FR. An analysis of the concept of trust. Journal of Advanced Nursing. 1984;9:563-72.
21. Covey SMR, Merril RR. The Speed of Trust: The One Thing That Changes Everything. New York (NY), Free Press; 2006.
22. Gerolin FSF. Modelo Assistencial Hospital Alemão Oswaldo Cruz: um estudo de caso. Tese de doutorado em Enfermagem. São Paulo: Universidade Federal de São Paulo. Escola Paulista de Enfermagem; 2016. 199f.

Capítulo

2

O significado do cuidar

Andréa Aparecida Lopes Martinez
Ariude Silva Arcanjo
Edna Kinue Nishimura Onoe
Fernanda Torquato Salles Bucione
Juliana Santos Amaral da Rocha

A singularidade do cuidado

Este capítulo tem por objetivo abordar a essência do cuidado e sua importância para os profissionais da área da saúde, além de resgatar alguns conceitos, considerando que o cuidar faz parte de toda relação humana e está presente no nosso dia a dia, seja no âmbito pessoal, seja no âmbito profissional.

O cuidado enquanto conhecimento tem sido amplamente estudado e tem ganhado cada vez mais importância tanto nacional quanto internacionalmente, principalmente nas últimas décadas.[1]

Não é possível falar sobre cuidado sem trazer o contexto da humanização, pois ao se relacionar com o outro manifestamos nossa essência como ser humano, e, ao praticarmos a empatia, a compaixão e termos atitudes que demonstrem interesse pela pessoa, estamos praticando o cuidado de maneira genuína.

O cuidado deve ser sentido, vivido; ele deve transformar nosso estilo de vida e fazer parte daquilo que somos. Por isso, não é possível descrever o cuidar em forma de manual ou rotina ou mesmo estabelecer regras a serem seguidas. Ser capaz de cuidar pode ser uma habilidade desenvolvida ou até mesmo inibida por meio da experiência educacional, devendo ser trabalhada tanto nas escolas quanto na prática profissional.[2]

No campo da saúde existe uma multiplicidade de abordagens em relação ao cuidar, porém, o que ainda predomina é o modelo biomédico, ou seja, em primeiro lugar o tratamento da doença. Entretanto, tem crescido cada vez mais a importância de outras formas de cuidar, abarcando o apoio social, os sentimentos, as escolhas e as emoções que vem à tona no indivíduo que adoece.[3]

Em uma breve consulta sobre sinônimos da palavra "cuidar", deparamos com uma vastíssima opção de respostas. Apenas para citar algumas delas, encontramos: atender, curar, interessar-se, ocupar-se, velar, prevenir, tratar. Contudo, uma em especial nos chama a atenção: a palavra zelar.[4]

O cuidado está presente na diversidade e nas contradições, podendo ser observado como um fenômeno existencial, pois faz parte da essência do "ser humano"; relacional, pois está presente ao nos relacionarmos com o "outro"; e contextual, porque deve levar em consideração o meio, o contexto e a cultura onde se apresenta, devendo assim, ter sua essência resgatada em meio a uma realidade tecnológica, positivista e, por vezes, agressiva.[2]

Diante da grande revolução tecnológica na qual estamos vivendo, que exige dos profissionais postura técnica e cumprimento de protocolos e rotinas, pode ser até que os futuros profissionais da área da saúde não valorizem tanto a essência das relações humanas. É preciso que as escolas valorizem cada vez mais pesquisas nessa área e coloquem em destaque a palavra "cuidar" nas principais mesas de discussões entre alunos e professores. Só assim será possível resgatar o cuidado, mesmo diante de tantas adversidades e de um futuro totalmente conectado às máquinas e aos sistemas.

O ser humano em sua complexidade possui diferenças entre si, e muitas vezes podemos lidar com pessoas que não conseguem cativar sentimentos em nós; ainda assim é possível interagir com respeito, gentileza, honestidade e de maneira amorosa. E é dessa maneira que o cuidado deve ser cultivado constantemente por cada um de nós, profissionais da área da saúde.[2]

É valioso quando o cuidador se conscientiza que a atenção dada ao outro deve ser equivalente àquela dedicada a si mesmo. Por estar em um ambiente tenso, cercado de pessoas com diversos sentimentos – como ansiedade, dor, tristeza, perda –, isso começa a fazer parte da rotina diária dos profissionais da saúde, sendo possível observar que esse comportamento passa a ser natural. O profissional sofre desgaste emocional, necessita e deve se preocupar consigo mesmo, mas deve entender também que ele possui sentimentos e, portanto, precisa ser amparado por alguém. Não é possível oferecer o melhor ao outro se não estamos bem! É necessário ser eficaz no cuidar e no promover o bem-estar sem esquecer de si próprio. É aceitável aproveitar a riqueza da convivência com os seres humanos e suas experiências para conhecer também o seu próprio comportamento, valorizar, promover saúde e desenvolver um cuidado que atenda satisfatoriamente às necessidades de quem recebe nosso cuidado.

Socialização é entendida como uma rede de interações entre grupos, famílias e comunidades que influenciam significativamente o modo como o cuidado é prestado. Desvela que a qualidade do cuidado influencia positivamente no tratamento, e isso vem ao encontro do suporte e das relações de cuidado baseado no apoio social, valorizando o diálogo.[5]

Cuidar e ser cuidado é da natureza humana. Sem o cuidado, o indivíduo deixa de ser humano, uma vez que deixa de existir. Ainda, complementando, se ao longo da vida o indivíduo não fizer com cuidado tudo o que empreender, acabará por prejudicar a si mesmo e por destruir o que estiver à sua volta.[6]

Fazendo uma breve reflexão sobre esse pensamento, podemos deduzir que quem deveria cuidar e não o faz, deixa parte de sua existência à deriva, pois o cuidar é intrínseco à natureza humana. Quando deixamos de cuidar do outro, abdicamos de um atributo essencialmente humano e passamos a agir apenas movido pelo instinto. Um dos vários aspectos que nos diferenciam dos animais é o fato de agirmos motivados por sentimentos e emoções, como a compaixão e o amor.

A adequação do cuidado pode ser compreendida como uma maneira de viver, ser e se expressar. É uma postura ética e estética diante do mundo. Trata-se de um compromisso com o estar no mundo e contribuir com o bem-estar geral, com a construção do conhecimento e o desenvolvimento da vida.[2]

Zelar por alguém ou algo é uma das experiências mais sublimes que o ser humano pode experimentar. É dedicar parte da vida em prol de outrem, movido pelo sentimento nobre de perceber o "outro" do melhor modo. E é com esse sentimento que o profissional da saúde deve conduzir o seu fazer diário.

O estudo exploratório na perspectiva da Teoria dos Modelos Organizadores do Pensamento adverte que nas relações humanas é impossível dissociar cognição e afetividade. Dessa forma, os projetos de vida, como o ato de cuidar, não são formulados somente como algo cognitivo, com base tão somente no corpo de conhecimento de uma categoria, como a enfermagem, mas, sobretudo, associado à afetividade.[7]

Podemos dizer que cuidar e humanizar são sinônimos e fazem parte da essência humana. Aquele que cuida tem a oportunidade de visualizar o ser humano em uma forma mais completa, assumindo, dessa maneira, uma mudança de postura na vida, pois o cuidar torna-se um exercício diário, passa a estar presente em suas ações e pode ser fundamentado por conhecimento próprio, sensibilidade, intuição, valores e princípios morais.[8]

Assim se constrói a relação entre quem cuida e quem é cuidado. Uma verdadeira interação humana!

O cuidado como essência da equipe multiprofissional – A importância de um modelo assistencial

O homem vem evoluindo desde a antiguidade, assim como o ato de cuidar. No período Paleolítico, por sobrevivência, os humanos viviam como nômades e em grupos, e as medidas de higiene foram as primeiras práticas reveladas do cuidar. Mais adiante, na evolução do de viver em sociedade, o ato de cuidar vai além da dependência recíproca.

Posteriormente, o parecer místico e o sobrenatural dominaram a época e os feiticeiros, e os sacerdotes passaram a realizar os cuidados, pois naquela época acreditava-se que as doenças decorriam de causas externas.[9]

A Idade Média foi marcada pela queda do Império Romano e manifestada por grandes epidemias e pestes, sendo a lepra a grande praga da época. O cuidado passou a ser uma atividade institucionalizada e era realizada por ordens religiosas como caridade. Já na transição do Feudalismo para o Capitalismo e o surgimento do Renascimento, o cuidado passou a ser restabelecido como atenção à saúde, pois na época, com a intensa atividade da força de trabalho industrial, o hospital deixou de ser um local de abrigo para ser um lugar assistido por profissionais de saúde ou treinados.[9]

Com o advento da globalização, defende-se a ideia deque o cuidado e a cura estão ligados. No entanto, é importante destacar que o cuidado existe independentemente da cura. O cuidado transcende o diagnóstico médico, a doença, a dimensão biológica. Ele vai além do tempo, do espaço e do corpo físico, priorizando meios para proteger, melhorar e preservar a dignidade, a integridade e a harmonia de um indivíduo.[10]

Florence Nightingale trouxe reconhecimento para profissão desde a segunda metade do século XIX, quando permitiu que o cuidado ganhasse especificidade e fosse reconhecido como uma área especializada e necessária para a sociedade, exigindo de quem o pratica formação e capacitação.[11]

A enfermagem é o grande elo na realização do cuidado, pois o profissional dessa área mantém-se em tempo integral nas unidades assistenciais, organiza os recursos e coordena a assistência.[12] De qualquer modo, cabe a todos os profissionais da área da saúde a tarefa de levar o cuidado ao paciente em todas as circunstâncias (da prevenção à readaptação), em qualquer fase da vida (do nascer ao morrer), de maneira individual ou coletiva.

Um aspecto importante sobre o cuidado é a possibilidade de desenvolvermos o paciente para seu próprio autocuidado, considerando as limitações existentes em cada momento do processo de reabilitação e envolvendo-o em todo o processo do cuidado para estimular sua participação e facilitar o desenvolvimento de sua autonomia.[1]

Essa relação do cuidar exige um esforço grande de ambas as partes, pois é necessário se estabelecer um vínculo forte de confiança, respeito, empatia e compaixão. Esses elementos devem ser a ligação dessa relação, pois levar o cuidado em todas as suas particularidades necessita uma dose extra de sutileza. Em muitas circunstâncias, para levar a assistência ao paciente é preciso invadir os mais íntimos dos seus sentimentos. Por isso, questões éticas e morais devem balizar esse momento com a finalidade de dirimir qualquer desvio no consagrado ato de cuidar.

O relacionamento entre enfermeiro e paciente pode apoiar a sua recuperação e melhorar a sua experiência durante o enfrentamento da doença, desde que seja percebido como um cuidado terapêutico e restaurador.[2]

Outro elemento construtor de uma boa relação é o acolhimento. Em primeira análise, pode até parecer irreal, mas é cada vez mais frequente nos depararmos com mobilizações sobre a humanização na assistência. Pode parecer estranho mencionarmos tal mobilização, já que somos "humanos"; no entanto, a discussão sobre o tema é um tanto complexa. Trata-se de uma reconstrução, um movimento de retomar a proximidade com o indivíduo doente e seu familiar, acolhendo seus sofrimentos, suas dores, seus anseios, suas dúvidas. Muitas vezes, esses sentimentos passam despercebidos pelo profissional da assistência em virtude de vários fatores, como: o excesso da tecnologia nos processos assistenciais, a fragmentação da assistência, a grande quantidade de protocolos que pode enrijecer a relação do cuidar, entre outros.

> Na idealização de como deveria ser o acolhimento, o enfermeiro defende que esta ação deve ser um espaço potente para humanização dos serviços de saúde, baseando-se na escuta do usuário, identificação de suas necessidades e um trabalho procedido em equipe, no qual o compartilhamento de saberes entre os membros favorecesse a resolução do problema trazido.
>
> **Costa, Garcia e Toledo**[13]

Este discurso reforça a importância da discussão sobre o tema entre as equipes, buscando sempre o diálogo e a aproximação de todos dentro de um contexto multiprofissional, em que o acolhimento seja o tema principal. É importante ressaltar junto à equipe assistencial que acolher é muito mais que receber o paciente e seu familiar; é escutá-los e, a partir dessa escuta direcionada, definir claramente suas necessidades, estabelecer prioridades e, por fim, propor soluções pontuais, assertivas e claras.

O cuidado pode ser compreendido como algo que vai além do ato, mais do que pode se perceber; o cuidado engloba a forma indubitável de cuidar do outro, entendendo o que realmente é importante. Vai além de práticas rotineiras, pois passa a ser um cuidar atencioso, eficiente, flexível, ético, responsável, participativo e diligente, que verdadeiramente considera o outro; um novo paradigma.[14]

As instituições hospitalares possuem cada vez mais atividades desenvolvidas por profissionais da saúde em prol do paciente. Todas as atividades desenvolvidas pela equipe deverão estar em consonância. É essencial que a equipe multiprofissional reconheça que o objetivo maior de sua prática é cuidar de pacientes e familiares. Os melhores resultados são obtidos quando o paciente se sente seguro dentro de um relacionamento de confiança. E nos casos em que há continuidade do cuidado da assistência prestada, esse vínculo entre os profissionais que prestam assistência, os pacientes e os familiares é reforçado.[15]

Sendo assim, é importante trazer o conceito de modelo assistencial como uma ação organizada em uma dada sociedade para atenção à saúde, envolvendo recursos tecnológicos e assistenciais. Dessa maneira, o cuidado torna-se organizado e articulado para o enfrentamento das necessidades de saúde de uma coletividade.[16]

O modelo assistencial norteia as práticas cotidianas para a entrega do melhor cuidado ao paciente, e deverá ser pautado em conceitos teóricos.[17]

Teorias assistenciais na literatura apresentam modelos assistenciais tradicionais e são fortemente baseados no diagnóstico e na atenção da doença e não no paciente e na família. Entretanto, na atualidade, a equipe assistencial vem buscando em sua atuação o cuidado centrado no paciente.

Portanto, os profissionais que praticam o cuidado têm um grande papel nas instituições hospitalares. Há um grande contingente de trabalhadores jovens em contextos socioeconômicos e de conhecimento técnico-científico bem distintos. A brevidade com que se tornam líderes de equipe, a falta de maturidade e a superficialidade em questões conceituais do cuidado, muitas vezes, podem ser fatores influenciadores no desfecho de um paciente.[12] Tal fato não se restringe apenas ao profissional de enfermagem, mas também aos demais profissionais da equipe assistencial. O processo de educação permanente auxilia os profissionais no fortalecimento e no aprimoramento de seus conhecimentos técnicos-científicos e de gestão do cuidado; por esse motivo, é elemento fundamental na perpetuidade da prática da equipe assistencial.

O desfecho clínico é considerado para definir valor na perspectiva do paciente. Nesse contexto, colocar no centro a atenção ao paciente e à família, fornecendo atendimento com precisão e pautado nas suas necessidades, além de profissionais competentes, garante melhores desfechos em saúde e melhor experiência para o paciente.[18]

É muito importante as relações firmadas no momento do cuidar e a integração entre quem cuida e quem é cuidado. Nessa relação, muitas vezes íntima, é que acontece a troca de informações e os sentimentos que serão exprimidos pela comunicação verbal e não verbal. O significado dado por cada parte a essa interação fará a diferença no relacionamento entre paciente, familiar e equipe assistencial. Dessa forma, acredita-se que o ato de cuidar vai muito além da execução de técnicas, pois envolve respeito, confiança e atitude. Em muitos momentos, colocar-se no lugar do outro, como ele quer ser cuidado, despindo-se de preconceitos e preconcepções, é o que possibilitará o cuidado mais seguro e de qualidade.[19]

Cuidar é a prática do princípio da integralidade, é agregar valor, é entender que cada ciência da saúde tem seu papel fundamental no cuidado do ser humano, nas suas diferentes dimensões em cada fase da sua vida, qualificando o cuidado prestado.[20]

É essencial que a equipe multiprofissional reconheça que o motivo da sua prática profissional é entregar o melhor cuidado ao paciente. Assim, a capacitação da equipe para um modelo assistencial com base nos princípios de equidade e centrado no paciente e na família torna-se imprescindível para a mudança do cenário assistencial das instituições de saúde.

Referências bibliográficas

1. Waldow VR. Cuidado: uma revisão teórica. Rev. Gaúcha de Enferm. Jul. Porto Alegre, 1992;13 (2):29-35.
2. Waldow VR. Cuidar: expressão humanizadora da enfermagem. 6. ed. Petrópolis (RJ), Vozes; 2012. 190p.
3. Contatore OA, Malfitano APS, Barros NF. Cuidados em saúde: sociabilidades cuidadoras e subjetividades emancipadora. Belo Horizonte, S. Psicol. Soc. 2018;30. Disponível em: http://dx.doi.org/10.1590/1807-0310/2018v30177179. Acesso em 20 maio 2019.
4. Dicionário Priberan. Disponível em: https://dicionario.priberam.org/.
5. Carpentier N. Entry Into a Care Trajectory: Individualization Process, Networks and the Emerging Project. *SAGE Open*. 2013;3 (2):1-9. Acesso em 20 maio 2019.
6. Boff L. Saber cuidar – Ética do humano – Compaixão pela Terra. Rio de Janeiro, Vozes; 1999.
7. Pátaro CSO. Sentimento, emoções e projetos vitais na juventude: um estudo exploratório na perspectiva da Teoria dos Modelos Organizadores do Pensamento. Tese de doutorado em Educação. São Paulo: Universidade de São Paulo; 2011.
8. Waldow VR, Figueiró RF. Cuidar e humanizar: relações e significados. Acta Paul Enferm. 2011;24 (3):414-8.
9. Maia AR, Vaghetti HH. O cuidado humano revelado como acontecimento histórico e filosófico. In: Sousa FGM, Koerich MS (Org.). Cuidar-cuidado: reflexões contemporâneas. Florianópolis, Papa-Livro; 2008. p.15-33.

10. Watson J. Enfermagem pós-moderna e futura: um novo paradigma da enfermagem. Loures, Lusociência; 2002.
11. Pires D. A enfermagem enquanto disciplina, profissão e trabalho. Brasília, Revista Brasileira de Enfermagem. 2009 set/out;62 (5):739-44.
12. Vecina Neto G, Malik AM. Gestão em saúde. 2. ed. Guanabara Koogan, 2016. p.248-55.
13. Costa PCP, Garcia APRF, Toledo VP. Acolhimento e cuidado de enfermagem: um estudo fenomenológico. Texto Contexto Enferm. 2016;25 (1).
14. Heidgger M. Ser e tempo – Parte I. Marcia Sá Cavalcanti Schuback (trad.). 13. ed. Petrópolis (RJ), Vozes; 2005.
15. Koloroutis M. Cuidado baseado no relacionamento: um modelo para transformação da prática. Fátima Silvana Furtado Gerolin (Coord.). São Paulo, Atheneu; 2012. p.27.
16. Morosini MVGC, Corbo ADA (Org.). Modelos de atenção e a saúde da família. Rio de Janeiro, EPSJV/Fiocruz; 2007. p.27-41. Disponível em: https://www.concepcaoconsultoria.com.br/images/upload/file/Prefeitura%20Municipal%20de%20Presidente%20Janio%20Quadros_BA/Documentos%20para%20Consulta/Modelos%20de%20Aten%C3%A7%C3%A3o%20e%20a%20Sa%C3%BAde%20da%20Fam%C3%ADlia.pdf. Acesso em 20 maio 2019.
17. Gerolin FSF. A assistência como essência da trajetória do hospital Alemão Oswaldo Cruz. Rio de Janeiro, Atheneu; 2017. p.2-16.
18. Porter ME. What is value in healthcare? English Journal of Medicine. 2010 dec;363:26.
19. Beltrán AO. Humanized care: a relationship of familiarity and affectivity. Invest Educ Enferm. 2015;33 (1):17-27.
20. Salviano MEM, Nascimento PDFS, Paula MA, Vieira CS, Frison SS et al. Epistemology of nursing care: a reflection on its foundations. Rev Bras Enferm (Internet). 2016;69 (6):1172-7. Doi: http://dx.doi.org/10.1590/0034-7167-2016-0331.

Capítulo

3

Ao cuidar de você pude perceber que é possível morrer com dignidade e que o estreitamento do nosso vínculo atenua essa passagem

Ana Maria Teixeira Pires
Fabiana Cristina Mari Mancusi
Joice Aline Klein
Marcia Utimura Amino

> Aqueles que aprendem a conhecer a morte, em vez de temê-la e combatê-la tornam-se nossos professores sobre a vida.
>
> **Kübler-Ross[1]**

A morte e o morrer

A morte é presença na vida de cada ser humano. Caminhamos sob as certezas da morte e sob as incertezas da vida. A morte ocupa nossos pensamentos, e deixar de se ocupar dela nos causa a errônea impressão da imortalidade.[1] Assim, apropriar-se do tema nos ajuda a dar valor, significado e importância ao tempo de vida que dispomos. Viver a vida compreendendo o processo da finitude, especialmente a nossa, contribui para que nos mantenhamos ao lado de quem se encontra no limiar da nossa vida e daqueles que se percebem perdendo pais, filhos, amigos, ou seja, pessoas fundamentais.

A morte ocupa o lugar da inacessibilidade dos seres humanos, ao mesmo tempo em que se busca compreendê-la por meio da filosofia, da teologia e das artes. Seu impacto nos causa a necessidade de compreensão, objetivo e razão. Assim, falar de morte significa refletir sobre o processo de viver, adoecer e, então, morrer.

Uma morte natural em idade avançada nos deixa com a percepção de completude, de paz ou mesmo de desfecho de um ciclo. No entanto, não temos a mesma percepção de uma morte prematura e abrupta ou uma morte como resultado de uma enfermidade e/ou de longo tratamento. Mas afirmações como essas não expressam todas as verdades e não revelam o retrato de toda a realidade, pois cada morte e cada processo de morrer passam pela compreensão de vida de cada indivíduo. Diante disso, não importa mais a idade ou como ela ocorre. O cuidado para quem se aproxima da morte e para quem viverá a dor da perda terá como base a compreensão sobre o valor da sua própria vida.

Em 1915, Freud já alertava sobre o tema e escreveu que mesmo parecendo óbvio que a morte é o resultado da vida e que, portanto, ela é natural, inegável e inevitável, isso não normalmente ocorre. Ao contrário, a tendência é negá-la, silenciá-la e colocá-la de lado, eliminando-a da vida.[2]

A morte e o morrer são eventos que possuem dimensão biológica, religiosa, social, filosófica e antropológica.[3] Possui relações fortes com cada cultura e com cada período da humanidade.[4]

Os primeiros registros de cuidado ao indivíduo enfermo ocorreram na antiguidade, em que saúde e doença eram resultado da interação com o meio, tanto de elementos naturais como de espíritos sobrenaturais. A enfermidade era entendida como resultado de violações de natureza individual e/ou coletiva, e para recuperar o bem-estar era necessário a realização de ritos conduzidos por sacerdotes, feiticeiros ou xamãs. Do século XVI ao século XVIII, a morte foi compreendida de formas diferentes. A partir daí o ser humano começa a refletir a morte do outro em virtude das transformações que ocorrem na compreensão de família.[5]

No século XIX, a morte firmou-se como uma transgressão, pois impedia o indivíduo de continuar suas atividades cotidianas, gerando sofrimentos no paciente e nos familiares.[5]

Já no século XX, a morte ganha novos rituais e formalidades. O indivíduo, que antes morria junto dos seus familiares e no seu lar, passa a morrer em centros médicos, compreendidos então como os locais mais apropriados.[5] Nesse cenário, podemos perceber que a esperança e a confiança não estão somente nas autoridades religiosas e nos rituais. Agora, os profissionais de saúde, especificamente os médicos, que com o saber científico, tornam-se centro de referência do paciente.[6]

E é aqui no século XX que se surge o processo de medicalização social, com o desenvolvimento de inúmeros recursos – como avanços tecnológicos e na biomedicina, estudos genéticos e iniciativas de valorização do corpo –, para evitar ou retardar a morte.[6]

Quando a morte é considerada como um evento metafísico, a atitude em relação a ela é o respeito; porém, quando há seu prolongamento, ela pode ser encarada como fracasso. Afastar a sensação de fracasso vem acompanhado da medicalização e da necessidade de ocultá-la dos olhos de todos.[6]

Essa transição da morte de casa para o hospital ocorreu porque as pessoas perceberam que há nos hospitais mais recursos para evitar que a morte aconteça, além da sensação de maior segurança e menor sofrimento para o paciente.[3]

Avançando no tempo sob toda essa perspectiva, iniciam-se questionamentos e pensamentos que geram o modelo de cuidado chamado contemporâneo, com o conceito da boa morte, ou seja, a morte sem dor, de acordo com os desejos do paciente, no contexto familiar, sem sofrimentos e em um ambiente de harmonia.[5]

Começa-se, então, a estudar meios de a morte voltar a ser considerada uma continuidade do processo de vida. Nos dias atuais, uma morte em casa é rara e se transforma numa saga burocrática e morosa e não menos penosa para os familiares.

Os profissionais de saúde, a morte e o morrer

Nas instituições hospitalares, os profissionais de saúde começam a enfrentar o seguinte dilema: a diferença entre curar e cuidar.[7] Significa aceitar a morte como parte da condição humana, mas considerar as várias possibilidades de cuidados.[7] Talvez, aqui, tenha surgido o termo "qualidade de vida", que passa a influenciar na tomada de decisão, nas prescrições médicas e pesquisas científicas.

Nesse modelo, a equipe de saúde começa a se posicionar de maneira diferente. A proposta passa a ser assistir o paciente até seus últimos momentos, buscando minimizar tanto quanto possível sua dor e seu desconforto, além de dar suporte emocional e espiritual a ele e a seus familiares.[5]

O processo de morte passa por cinco estágios: 1) negação e isolamento; 2) raiva; 3) barganha; 4) depressão; e 5) aceitação.[1,8] Refletir sobre isso é um exercício viável aos profissionais de saúde e relaciona-se com sua capacidade de se comunicar e de interagir com pacientes, familiares e outros membros da equipe.[8]

Há quatro princípios éticos que norteiam a prática dos profissionais de saúde no processo de morte: 1) a beneficência; 2) a não maleficência; 3) a autonomia; e 4) a justiça.[9] As regulamentações e os protocolos também consideram que o indivíduo deve ter sua autonomia respeitada no fim da vida, ou seja, ele deve receber cuidados destinados à preservação de sua dignidade, assim como compreender e opinar sobre seu tratamento.[9] O relato a seguir discorre sobre uma experiência vivida por um profissional sobre uma tomada de decisão do paciente:

> (...)
>
> Sua opção era ser sedado, mas, com isso, ele ficaria dormindo todo o tempo. Antes do procedimento, ele pediu para se despedir da família (...).
>
> **Relato n. 2**

Já há vários estudos que definem e caracterizam o empenho dos profissionais em tornar o fim da vida do paciente um momento digno, permitir que ele faça escolhas e dar voz às suas sensações.[5]

Quanto mais tempo o paciente ficar na instituição, maior o vínculo criado entre ele, sua família e a equipe de saúde. Isso favorece a troca de ideias, valores e crenças, o diálogo e as afinidades, contribuindo para a melhoria do bem-estar físico, emocional, social e espiritual do paciente, além de oportunizar ao profissional ajustamentos necessários no tratamento.[8]

Para muitos profissionais, aliar o conhecimento da história clínica do paciente e o seu próprio conhecimento técnico podem ajudá-lo na construção de um relacionamento empático, com maiores possibilidades de adotar condutas necessárias para o bem-estar desse paciente. Sempre existirá uma contradição entre o saber que a morte faz parte da vida e o desejo que aquele paciente não morra.

São sentimentos conflitantes entre a manutenção da vida e a oferta de um processo de morte digno e amparado no cuidado essencial.[8] Se perguntarmos para qualquer profissional de saúde sobre uma situação de morte durante sua formação ou já na prática profissional, ele certamente se lembrará de um momento marcante, quer seja por vínculo emocional (paciente ou familiar), quer seja por atuação específica que teve que prestar. Essas lembranças nos ajudam a se preparar para situações futuras, pois esse aprendizado servirá como base para a tomada de decisão em situações semelhantes.

O acolhimento e a escuta são os pontos principais na equipe de saúde. Cuidar do indivíduo, não só fisicamente, mas mental, espiritual e socialmente se faz necessário, e isso requer uma complementação de saberes e compartilhamento de responsabilidades.[5]

Para uma assistência adequada, não é suficiente o domínio técnico. É necessário que os profissionais tenham entendimento do real objetivo de trabalho em equipe, exigindo, muitas vezes, uma mudança de postura e quebras de paradigmas. O esperado é seja desenvolvido um trabalho colaborativo, em que cada profissional contribua com o conhecimento específico de seu domínio.

Na prática diária, é necessário que os diversos profissionais, como enfermeiro, médico, nutricionista, farmacêutico, psicólogo, fisioterapeuta, assistente social, fonoaudiólogo, terapeuta ocupacional, capelão e outros, participem com suas competências para a elaboração de um plano terapêutico, em que paciente e familiares sejam os participantes ativos dessa dinâmica de cuidado. Para isso, a comunicação multiprofissional se faz necessária e a informação de diferentes equipes deve ser padronizada durante toda a execução do plano de cuidado traçado.[10]

O que há para aprender sobre morte e morrer

> Se queres aguentar a vida, prepara-te para a morte.
>
> **Freud**[2]

Deparar-se com a morte e o morrer de pacientes pode tornar a experiência assistencial dolorosa, fragilizando profissionais e, consequentemente, empobrecendo relações de cuidado. Por essa razão, é necessário que a instituição de saúde estabeleça de forma sistemática uma rede de apoio aos profissionais, para o enfrentamento das questões relacionadas à morte e ao morrer. No Hospital Alemão Oswaldo Cruz acontece o "Momento Paliativo", em que uma equipe especializada vai até as unidades de internação que prestam assistência aos pacientes em Cuidados Paliativos para conversar sobre assuntos solicitados pelos próprios profissionais.

Os profissionais de saúde reagem de maneiras diferentes diante da morte. Isso é resultado da formação acadêmica e da relação construída com paciente e família. Qualquer ser humano, por si só, possui significados que estão intrinsecamente relacionados com a cultura a qual estão inseridos.[3] Além disso, nesse processo, incidem questões pessoais de vida, espiritualidade e religiosidade.

Todo indivíduo é detentor de uma jornada que influência seus atos e emoções. Cada profissional carrega esse histórico e forma sua própria percepção de doença, sofrimento e morte.[5] O profissional pode criar algumas defesas para confrontar essa miscelânea de sentimentos, desde distanciamento e/ou negação da importância daquela pessoa, fragmentação da relação profissional/paciente até não assumir responsabilidade pelas decisões do processo de cuidado.[7]

Qualquer profissional da assistência, por estar em contato diário e direto com pacientes e familiares, pode ter dificuldades em lidar com os problemas advindos desse contato. O sentimento vai desde impotência, passando por frustração, culpa até irritação, podendo comprometer a eficácia dos cuidados. E são esses mesmos profissionais que conversam com seus pacientes sobre questões íntimas, respondem perguntas constrangedoras, não só pelo fato de as respostas não estarem disponíveis, mas também por serem questionamentos que podem desencadear sentimentos intensos.[9]

A equipe de enfermagem, entre todos os demais profissionais de saúde e também pelas suas características de trabalho, passam a maior parte do tempo interagindo com paciente e família. Portanto, esse profissional se torna mais suscetível, como pode ser observado no trecho do relato abaixo:

> (...)
>
> Cansado de muitos procedimentos invasivos, o sr. José se comportava de maneira mais hostil – digamos que ele não era muito

> simpático na maior parte do tempo –, e, em alguns momentos, era até agressivo. Para nós, é muito fácil cuidar de pessoas que sorriem, que são simpáticas, que nos tratam bem. Mas é particularmente desafiador cuidar com o mesmo entusiasmo de alguém que, por vezes, te trata de maneira agressiva ou responde seu "bom dia" com "só se for pra você!". Nesses casos, acredito que exercitamos a Enfermagem em sua essência mais pura, pois provamos nossa aptidão, nossa habilidade para continuar fazendo bem o que fazemos.
>
> **Relato n. 4**

Os conceitos éticos, que envolvem a terminalidade do indivíduo, são válidos apenas para o exercício profissional, pois quando o profissional se depara com uma situação semelhante com seus familiares, seu envolvimento é mais intenso e com uma perspectiva diferenciada. Nesse contexto, ele se torna empático com familiares dos pacientes em processo de morte, os quais assistiram cotidianamente.[9]

Ver a morte do outro é lembrar a sua finitude e a de seus entes queridos.[3] É como se nos transformássemos em leigos, sem qualquer conhecimento ou percepção dos conhecimentos prévios.

Para o profissional, todas essas questões resultam numa ambivalência com foco nos dilemas éticos que podem surgir, sendo necessárias discussões em grupo para o desenvolvimento dos pensamentos.[9]

Percebe-se que os profissionais de saúde também se envolvem com os pacientes e comumente sofrem ao vivenciar ou mesmo perspectivar a morte de quem cuidam.[3] Seria impossível cuidar, conviver, não se envolver, ou não acolher. No entanto, também é uma oportunidade de aprendizado, de analisar a ver com outros olhos uma situação. O trecho do relato a seguir traduz os sentimentos e as ações resultantes dessa interação:

> (...)
>
> Dói muito, claro! Ficamos tristes: Que pena!; não importa a idade, pode ser bem velhinho ou mais jovem (...).
>
> **Relato n. 1**

Embora a morte seja um evento frequente nos hospitais, cada profissional lida com esse fenômeno de modo particular, repensando suas próprias práticas, angústias e medos de seu próprio fim. Por isso, muitos profissionais não conseguem associar a morte ao cuidar, estabelecendo mecanismos e atitudes de proteção.[9]

A morte não é castigo; simplesmente, uma parte inseparável da existência humana. "O que a lagarta chama de fim do mundo, o mestre chama de borboleta", escreve Richard Bach.[11] Talvez o morrer seja isso: deixar o casulo para voar para uma vida que não temos como saber como é antes de chegar lá. Não somente a morte de alguém nos deixa em luto. Mas também as pequenas mortes que experimentamos ao longo da vida e da nossa jornada, na companhia e na presença de cuidadores, sejam eles profissionais de saúde, sejam familiares.

Haverá coisas que não compreenderemos nunca, e talvez seja melhor assim. Talvez, não estejamos preparados para dar conta dos mistérios de vida e morte, já que a própria vida nos provoca com inúmeras perguntas. Por mais que caminhemos em busca de entendimento sobre a morte por meio de parábolas, metáforas e símbolos, ela segue sendo "um salto no escuro", como diz Thomas Hobbes, filósofo nascido em 1588 no Reino Unido.[12]

"A morte para mim não é despedida. Porque a morte é vida que se faz continuar", assim cantam Aluízio Machado e Ovídio Bessa em homenagem à Clara Nunes. As memórias e as lembranças daqueles que partem são o meio de manter viva a presença e a esperança deles em nossos caminhos. E, talvez, esteja na poesia uma forma de abrandar o impacto da perda física causada pela morte, assim como diz o poema atribuído a Santo Agostinho, nascido em 354 d.C.[13]

A morte não é nada

A morte não é nada.

Eu somente passei para o outro lado do Caminho.

Eu sou eu, vocês são vocês.

O que eu era para vocês, eu continuarei sendo.

Me deem o nome que vocês sempre me deram, falem comigo como vocês sempre fizeram.

Vocês continuam vivendo no mundo das criaturas, eu estou vivendo no mundo do Criador.

Não utilizem um tom solene ou triste, continuem a rir daquilo que nos fazia rir juntos.

Rezem, sorriam, pensem em mim. Rezem por mim.

Que meu nome seja pronunciado como sempre foi, sem ênfase de nenhum tipo. Sem nenhum traço de sombra ou tristeza.

A vida significa tudo o que ela sempre significou, o fio não foi cortado.

Porque eu estaria fora de seus pensamentos, agora que estou apenas fora de suas vistas?

Eu não estou longe, apenas estou do outro lado do Caminho...

Você que aí ficou, siga em frente...

A vida continua, linda e bela como sempre foi.

Santo Agostinho

Relatos deste capítulo

RELATO N. 1

Antes de trabalhar no HAOC, atuei em outros hospitais, sempre em Unidades de Terapia Intensiva (UTI). Aqui, trabalhando em uma unidade de internação, comecei a perceber que alguns pacientes pioravam no quarto e não eram encaminhados para a UTI. Certo dia, perguntei para o enfermeiro:

— Nós não vamos encaminhar esse paciente para a UTI?

— Não. Respondeu o enfermeiro.

— Como assim? Ele vai morrer aqui, no quarto? Perguntei desesperada.

— Vai. Reafirmou o enfermeiro.

Lembro me que pensei: — Meu Deus, como pode? Esse hospital é tão maravilhoso e o paciente vai morrer aqui no quarto?

Eu ainda não compreendia; não tinha ouvido falar sobre o conceito de Cuidados Paliativos. Aquilo mexeu muito comigo. O paciente morreu e eu não estava acostumada com aquele acontecimento. Fiquei tão triste que não ajudei o meu colega a preparar o corpo. Não queria ver, porque os pacientes são muito carinhosos conosco e nós com eles. Cada dia é um elogio diferente, um abraço (...). — Eu não vou, não vou fazer isso! Pensei. Minha experiência sempre foi na UTI, onde o procedimento era reanimar o paciente. Então, aquilo para mim (...) não estava nada bom.

O tempo passou e vivi outras experiências. Agora, falo sobre uma paciente específica: a Flávia. Todo dia ela me elogiava:

— Como você está bonita hoje! Deixe eu te dar um abraço! E se levantava da cama (...).

Aos pouquinhos ela foi ficando cada vez mais sonolenta e não levantava mais da cama. Mas tínhamos confiança uma na outra (...). A Flávia morreu e pensei: Ai, meu Deus, e agora? Só havia eu e um colega para preparar o corpo dela. Pensei novamente: A Flávia gostava tanto de mim e eu dela (...). Não posso me esconder, afinal é o meu trabalho. Então, nós preparamos o corpo da Flávia. Foi muito doloroso. E, assim, foi acontecendo com outras e outras pessoas.

Houve outra paciente que, às vezes, esperava o familiar sair e me chamava:

— Me ajuda a fazer uma ligação?

— Ajudo. Respondia prontamente.

E a gente vai aprendendo o modo que eles preferem ficar com as mãos, com a cabeça, a roupa que gostam. Nós sabemos de tudo que eles gostam! Às vezes, nem familiar faz algo do jeito que eles gostam, mas nós fazemos! Há familiares, por exemplo, que chegam e acendem todas as luzes do quarto. Então, nós recomendamos: Seria melhor apagar. Ele gosta só dos abajures.

Com isso, comecei a reforçar a seguinte ideia: quem seria melhor que eu para cuidar daquele corpo naquele momento? Afinal, nós convivemos juntos por um tempo! Então, percebi que não há ninguém melhor que eu para continuar cuidando dos pacientes assim que eles morrem, pois os acompanho por 1 mês, 2 meses, 6 meses. E foi isso o que mudou em mim!

Aquilo que eu pensava, passou: Mas como pode o paciente ficar aqui no quarto e o médico dizer que vai morrer aqui? Conscientizei-me sobre a importância do Cuidado Paliativo. Aprendi tudo aqui! E isso mudou a minha visão. Hoje, não tenho problema algum com isso. Dói muito, claro! Ficamos tristes: Que pena!; não importa a idade, pode ser bem velhinho ou mais jovem (...). Hoje, vejo tudo isso com outros olhos. Aprendi o que é Cuidado Paliativo e inclusive sobre a importância de a gente saber como o paciente gosta de ser tratado e quais são suas preferências de modo geral, além de poder proporcionar conforto a eles até o último momento. E, assim, nesse último momento, ser eu quem vai preparar o corpo dele.

Era um sonho entrar no HAOC para trabalhar. E aí, de repente, pensar que o hospital era de um jeito e ver que é de outro, mas não era não! Depois, no decorrer de 2 anos, o hospital montou uma unidade de cuidados para pacientes crônicos dependentes e seus familiares, sendo a maioria deles em cuidados paliativos, e fui trabalhar lá. Isso fez toda a diferença na minha vida!

Agora, entendo que, no início, a minha dificuldade em preparar o corpo era por que não aceitava a morte como um processo do cuidar. Eu achava que tínhamos que reanimar sempre e qualquer um, sem distinção. Queria utilizar todos os recursos que um hospital podia ter. Eu tenho dois irmãos falecidos, os dois mais velhos. Então, imaginava: — Não! E se fosse meu familiar, ia morrer aqui sem ninguém fazer nada? Era isso. Quando entrei aqui a minha visão era essa. Mas não demorou muito para tudo mudar. Hoje, entendo que faço muita coisa pelos pacientes –, isso me conforta e me faz continuar trabalhando.

RELATO N. 2

Há certo tempo, atendi um paciente que tinha esclerose lateral amiotrófica. Ele era médico e tinha a doença há uns 15 anos; contudo, somente naquele momento é que o quadro estava evoluindo para um desconforto respiratório, piorando cada vez mais a força muscular e ocasionando insuficiência respiratória. A próxima opção terapêutica seria colocar um tubo na traqueia para ele respirar através de aparelhos – procedimento o qual ele não queria fazer. Sua opção era ser sedado, mas, com isso, ele ficaria dormindo todo o tempo. Antes do procedimento, ele pediu para se despedir da família, e fiquei junto dele, pois precisava desligar o BIPAP e supervisionar sua respiração. Quando sua esposa e seus dois filhos chegaram, tirei a máscara, fiquei do lado, à beira leito, enquanto ele se despedia da família. Para mim foi muito marcante. Emocionei-me e chorei junto de todos que estavam ali.

Este é um acontecimento que me lembro de vez em quando, porque me ajuda a manter atenção no cuidado do paciente, além de ouvi-lo no relato de sua história. Aprendi a não me apegar a coisas tão insignificantes, porque você vê que a vida é tão curta. Esse caso também me ensinou a importância de respeitar a vontade do paciente, afinal é ele quem está passando por aquela situação e tem o direito de escolher seu o caminho.

RELATO N. 3

Tenho algumas histórias que marcaram a minha carreira profissional, mas uma delas marcou de forma especial: a paciente era jovem, recém-casada, com uma bebê de nove meses e descobriu que estava com leucemia. Era uma garota linda, de cabelos longos, com apenas 18 anos. Na família não havia nenhum caso de câncer – sua mãe farmacêutica e o pai, médico.

Eu estava iniciando a minha carreira profissional, era ainda bem jovem e essa história ocorreu na mesma época que tinha acabado de engravidar – o que me sensibilizou bastante. Não gosto muito de atuar na área da Oncologia, pois, muitas vezes, presenciamos a chegada do paciente em bom estado, e, com o tempo, você vai acompanhando a piora clínica dele, com comprometimento físico, mental e espiritual.

A família da moça era muito religiosa, católica. Todos os dias pela manhã, deixavam um copinho com água em cima da televisão, oravam pedindo para que o padre Marcelo a abençoasse e que a sua saúde fosse reestabelecida. Depois de algum tempo, eles conseguiram um doador de medula compatível e o transplante foi realizado. A fé deles era admirável, pois no quarto havia vários santinhos e eles passavam a maior parte do tempo rezando.

Quando começou o tratamento, aquela menina tão bela começou a se transformar; ela tinha cabelos compridos e uma pele perfeita. Os cabelos começaram a cair e apareceram algumas lesões na pele, e, mesmo diante de todas essas mudanças físicas, eu observava tudo sendo apoiado pela fé de toda família.

Diante daquele tratamento aparentemente interminável, a ansiedade pela cura, o vislumbre de que em breve estaria em casa pegando o filhinho no colo e a certeza de que todos voltariam a viver suas rotinas, nos contagiaram e, sem querer, nos envolvemos e fizemos certa amizade com a família.

Depois de algum tempo pós-transplante, houve a "PEGA" da medula. Todos nós, da equipe, assim como a família, ficamos bem felizes. Eles comemoraram muito e agradeceram a Deus; mas, infelizmente, toda aquela alegria não durou muito. Curiosamente, no mesmo período em que ela estava doente, passava na televisão uma novela cuja história mostrava que a protagonista – muito jovem também – descobria estar com leucemia; porém, na novela, essa jovem se recuperava. Lamentavelmente, na minha história real o desfecho não foi favorável e a paciente foi a óbito.

Nesse momento, uma coisa nos impactou bastante: toda a família se revoltou contra Deus. Eles quebraram todos os santinhos que estavam no quarto e sentíamos a revolta no olhar de cada um deles. Foi impressionante. Aprendi, nessa experiência, que ao mesmo tempo em que a fé pode ser admirável e ajudar no fortalecimento emocional num momento tão delicado, ela pode também desencadear revolta. A família culpou DEUS e eles não conseguiram entender o momento. Acredito que, com o tempo, eles devem ter descoberto o propósito de tudo. De qualquer modo, todo o tempo em que estive presente, procurei fazer a diferença àqueles familiares, e aprendi, também, que por mais que a fé seja enorme, a perda é um processo difícil de lidar.

RELATO N. 4

Minha história no hospital começou como estagiária de Enfermagem, em 2006. Em 2007, fui contratada como enfermeira de uma unidade de internação clínica, e, nesse local, aprendi muitos procedimentos, muita técnica; mas, o mais importante, é que comecei a enxergar com mais clareza o que meus professores diziam em sala de aula: ser enfermeiro não é apenas saber a técnica para prestar um bom cuidado. Ser enfermeiro envolve ter habilidades de comunicação, de empatia, de compaixão e de amor. Mas o que eu vivenciei até o momento só me faz constatar que o relacionamento com o paciente muda a pessoa que somos, se soubermos aprender.

Em meados de 2008, eu cuidei de um senhor chamado José. O sr. José foi o primeiro paciente que me ensinou a importância do cuidar além das habilidades técnicas. Ele era um professor de contabilidade muito respeitado em seu meio de atuação e estava internado havia meses em decorrência de um câncer grave, que mesmo após diversos tratamentos, atingiu uma fase avançada, em que os medicamentos apenas aliviavam os sintomas, mas não mais o curavam. Cansado de muitos procedimentos invasivos, o sr. José se comportava de maneira mais hostil – digamos que ele não era muito simpático na maior parte do tempo –, e, em alguns momentos, era até agressivo. Para nós, equipe de Enfermagem, é muito fácil cuidar de pessoas que sorriem, que são simpáticas, que nos tratam bem. Mas é particularmente desafiador cuidar com o mesmo entusiasmo de alguém que, por vezes, te trata de maneira agressiva ou responde ao seu "bom dia" com "só se for para você!". Nesses casos, acredito que exercitamos a Enfermagem em sua essência mais pura, pois provamos nossa aptidão, nossa habilidade para continuar fazendo bem o que fazemos.

Em 5 meses de internação a rotina do sr. José era basicamente a mesma: exames de laboratório; eventualmente, exames de imagem; quimioterapia; procedimentos, por vezes, invasivos e, algumas vezes, dolorosos. Ele gostava de comer – era uma das poucas coisas que tinha prazer em fazer diante de toda aquela situação de saúde –, mas até isso ficou difícil nas últimas semanas em virtude dos efeitos colaterais do tratamento, cujos medicamentos não conseguiam mais aliviar, como náusea, constipação, desconforto (...).

Em mais um dia como outro qualquer, eu estava de plantão. Eu era enfermeira do período da manhã, mas naquele dia trabalharia o dia todo. Foi um dia particularmente difícil e no final dele eu me senti muito cansada. Na passagem de plantão, a campainha do sr. José tocou. Não sei o porquê, mas eu pedi para a enfermeira do período noturno esperar um pouco para atender aquela campainha. Eu poderia ter pedido para algum colega atender que estava passando o plantão, mas quase que instintivamente sabia que o sr. José queria falar comigo. Fui lá. Quando abri a porta, ele disse:

— Ah, que bom, é você mesma! Eu comprei um presente para você. Pedi para a minha esposa ir à uma loja que eu gosto muito e comprar isso. Ele me entregou um embrulho — Mas qual é a ocasião, sr. José? Perguntei, surpresa. — Nem é meu aniversário!

— É para te agradecer pelo cuidado durante todos esses meses e dizer que você foi *show*! Respondeu ele.

E eu, sem entender muito, comecei a abrir o embrulho. Ele disse que sabia que era passagem de plantão e que poderia abri-lo em casa. Assim eu o fiz. Saí do quarto e ainda comentei com meus colegas que havia ganhado presente! Eu estava feliz e só continuei passando o meu plantão. Em casa, abri o presente. Era um jogo americano bem bonito, artesanal, de palha, trabalhado com fitas vermelhas. Porém, eu continuava sem entender muito o motivo pelo qual ele havia me dado o presente.

No dia seguinte, estava no turno da manhã. Quando cheguei ao setor, notei uma movimentação estranha em frente ao quarto do sr. José. Sim, ele havia falecido naquela noite.

Quase instantaneamente comecei a tremer. Não foi apenas uma morte. Ali, eu entendi o presente. Havia sido uma despedida. Aquele momento de 5 minutos do dia anterior foi uma despedida! Sem que eu pudesse imaginar assim, o sr. José se despediu. Fiquei tentando lembrar se ele tinha passado mal no dia anterior, se ele estava pior, mas não! Foi um dia como outro qualquer. Porém, de alguma maneira, ele sabia (...) ele sabia que partiria aquele dia. Eu não conseguia parar de pensar naquele agradecimento, naquele momento breve da entrega do presente.

Entrei no posto de Enfermagem e soube que os últimos cuidados estavam pendentes ainda (...) seriam feitos pelo turno da manhã. E, então, eu pedi para a minha chefe se podia prestá-los junto com o outro colega. Ela permitiu. Ficamos aproximadamente das 7 às 12 horas – muito mais tempo do que o habitual –, pois a situação exigia e fizemos tudo de uma maneira muito serena. Ao término, a esposa do sr. José veio me abraçar para se despedir e disse:

— Ele te agradeceu não só pelos cuidados da internação, mas principalmente por esse último cuidado. Ele também ligou para as pessoas mais importantes da vida dele para dizer tchau.

Eu passei alguns dias muito pensativa em relação a tudo que havia acontecido, e concluí que a morte não é um momento só de tristeza. Ela pode significar uma transição de "estado". E, também, que pessoas com a clareza dessa passagem têm a oportunidade de vivenciar tudo isso da maneira que escolherem: podem se despedir, podem realizar um último feito, podem estar ao lado de quem amam. O sr. José me ensinou que a morte pode ter inúmeros significados, e que cabe a nós, profissionais da equipe de saúde, compreender esse significado e tentar prestar cuidados alinhados a isso. Aprendi também que temos o privilégio de sermos parte de um momento fundamental na vida de alguém, e isso nos obriga a sermos gentis, a sermos compreensivos, a amar. Amar quem destrata, amar quem sofre, amar quem precisa de cuidados. Nós, enfermeiros, escolhemos cuidar de quem não escolheu precisar de cuidado. A partir de então, esse passou a ser meu lema profissional.

Referências bibliográficas

1. Kübler-Ross E. Sobre a morte e o morrer: o que os doentes terminais têm para ensinar a médicos, enfermeiras, religiosos e aos seus próprios parentes. São Paulo, WMF Martins Fontes; 2008.
2. Freud S. (1914-1916) Introdução ao narcisismo, ensaios de metapsicologia e outros textos. De Souza PC (trad). São Paulo, Companhia das Letras; 2010.
3. Machado RS, Lima LAA, Silva GRF, Monteiro CFS, Rocha SS. Finitude e morte na sociedade ocidental: uma reflexão com foco nos profissionais de saúde. Cultura de los Cuidados (Edición digital). 2016;20 (45).
4. Negrini M. A significação da morte: um olhar sobre a finitude humana. Sociais e Humanas Santa Maria. 2014;7 (1):29-36.
5. Hermes, HR, Lamarce ICA. Cuidados paliativos: uma abordagem a partir das categorias profissionais de saúde. Ciência & Saúde Coletiva. 2013;18 (9):2577-88.
6. Menezes RA. A medicalização da esperança: reflexões em torno de vida, saúde/doença e morte. Amazon. Rev. Antropol (online). 2013;5 (2):478-98.
7. Kovacs MJ. Educação para a morte desafios na formação de profissionais de saúde e educação. São Paulo, Caso do Psicólogo; 2012. p.24-5.
8. Gois AAS, Abrão FMS. O processo de cuidar do enfermeiro diante da morte. Rev. Enferm IFSM. 2015 jul/set;5 (3):415-25.
9. Santos FPPG, Comassetto I, Porciúncula AIC, Santos RM, Ferreira FAS, Magalhães APN. Ortotanásia e distanásia: percepção dos profissionais de saúde de uma unidade de terapia intensiva. Cienc Cuid Saúde. 2016;15 (2).
10. Gerolin FSF. A Assistência como essência na trajetória do Hospital Alemão Oswaldo Cruz. Rio de Janeiro, Atheneu; 2017. p.111.
11. Bach R. In: Ilusões – As aventuras de um messias indeciso. Blog Sem Fronteiras. Disponível em: http://semfronteiras-paula.blogspot.com/2011/01/ilusoes-as-aventuras-de-um-messias.html. Acesso em 20 maio 2019.
12. Hobbes T. In: Leviathan, or, matter form, and power of a Commonwealth ecclesiastical and civil. London. Encyclopaedia Britannica. 1975; Leviatã I, 6. Disponível: https://hermanoprojetos.com/2017/12/06/hobbes-trabalho-o-salto-no-escuro/. Acesso em 20 maio 2019.
13. Santo Agostinho. A morte não é nada (Poema). Disponível em: https://recantodasletras.com.br/poesiasdepaz/2216605. Acesso em 20 maio 2019.

Capítulo

4

Cuidar de você e de sua família fez com que eu entendesse que posso ir além das atividades rotineiras da assistência e isso me traz grande satisfação pela profissão que escolhi

Andréia Ramos Lira
Cristiane Maria Talala Zogheib
Juliana Dogue Dicezare

A escolha profissional é uma decisão importante e que impacta na sequência da vida de todos nós; porém, na maioria dos casos, essa escolha ocorre ainda na adolescência, uma fase de transição no desenvolvimento humano. Esse também é um período de incertezas e conflitos, além da imaturidade, para que a escolha de uma profissão com base nas suas habilidades e nos objetivos que ainda não se conhece bem, seja feita com segurança e não acarrete descontentamento na vida profissional.

Quando se fala de profissões relacionadas à área da saúde, essa escolha torna-se ainda mais importante, pois tais carreiras exigem habilidades específicas em virtude do foco de atuação: o cuidado da saúde de outros indivíduos.

A escolha profissional está fortemente ligada à imagem social da profissão e à influência familiar. A reafirmação dessa escolha se dá durante a formação, quando os estudantes entram em contato com conhecimentos específicos das áreas e das atividades práticas. É quando começam a sentir satisfação pelo ato de cuidar de outras pessoas e se dedicar ao cuidado.[1]

Discutindo sobre as motivações para a escolha de profissões na área da saúde, é possível identificar que as escolhas estão relacionadas à aptidão pela área; à influência de familiares e amigos; à percepção de possibilidades de especialização nessa área e ao fértil mercado de trabalho. Considerando os últimos anos, observamos aumento no número de instituições que oferecem ensino na área da saúde e, consequentemente, aumento do número de profissionais formados.[2,3]

A escolha profissional também está relacionada com a busca de satisfação profissional, que é uma necessidade da maioria dos indivíduos. Satisfação é uma sensação agradável que sentimos quando as coisas correm de acordo com nossa vontade, alegria, contentamento e prazer.[4]

A teoria da Hierarquia das Necessidades de Maslow ajuda na compreensão e na explicação sobre o comportamento das pessoas, especialmente sobre satisfação com o trabalho, enfatizando a tendência humana de progredir e ultrapassar os respectivos níveis da pirâmide de necessidades.[5]

Por meio dessa teoria, Maslow propõe que as necessidades humanas podem ser classificadas em cinco níveis: 1) necessidades fisiológicas; 2) de segurança; 3) sociais; 4) de estima; e 5) de autorrealização. À medida que as necessidades mais básicas são satisfeitas, surgem as necessidades dos níveis seguintes, até que as necessidades mais elevadas sejam atendidas. Porém, essa hierarquia não é rígida. Segundo Maslow, necessidades mais elevadas podem surgir antes das mais básicas serem completamente satisfeitas, pois tais níveis podem ser interdependentes e justapostos.[6]

Dessa forma, podemos inferir que o trabalho tem papel importante para os indivíduos na medida que os aspectos psicossociais do trabalho favoreçam ou dificultem a satisfação das necessidades humanas.

Satisfação profissional também é definida como resultado da percepção do trabalho, ou seja, algo que define e expressa os seus próprios valores, interesses e características de personalidade. Portanto, a satisfação deve demonstrar ajustamento à área escolhida, resultando em prazer na execução das atividades relacionadas à futura profissão,[7] como pode ser observado no relato a seguir:

> (...)
>
> A enfermagem é linda, pois conseguimos cuidar do nascimento até o pós-morte, e foi justamente o que aconteceu: cuidei da família até após a morte da paciente.
>
> **Relato n. 16 (ver Capítulo 6, p. 96 deste livro)**

Os profissionais de saúde lidam diretamente com a doença e todos os sentimentos que ela envolve. Isso gera desgaste físico e emocional, além de aumentar o nível de estresse, sendo que muitos desses profissionais desenvolvem mecanismos de defesa conscientes ou não para reduzir o impacto desses sentimentos em sua saúde. Tal desgaste e estresse podem impactar diretamente a satisfação com o trabalho do profissional da saúde e, consequentemente, no desempenho do cuidado prestado ao paciente. Desse modo, é um desafio para as instituições hospitalares manterem a satisfação e o engajamento dos seus colaboradores, e garantirem que eles entreguem o melhor cuidado aos seus pacientes.[8,9]

Além disso, enxergar o paciente de maneira integral, colocá-lo no centro do cuidado e buscar atender às suas necessidades – que podem ir além dos cuidados de saúde –, também está diretamente relacionado à satisfação do profissional.

O trabalho na área da saúde não está relacionado apenas à cura ou ao tratamento de doenças; ele envolve diversas variáveis que permeiam os campos sociais, psicológicos, religiosos e físicos, além de entrega de bem-estar.[3]

O cuidar não é apenas uma tarefa a ser executada no sentido de tratar uma ferida ou auxiliar na cura de uma doença, e, sim, no sentido mais amplo, como um cuidado por meio do relacionamento com o outro ou uma expressão de interesse e carinho.[10]

É possível perceber essa compreensão, em parte, no relato a seguir:

> (...)
>
> Ele estava muito desanimado e comecei a pensar no que poderia fazer para ajudá-lo naquele momento.
>
> **Relato n. 7**

Muitas vezes, esse cuidado também se estende aos familiares e aos acompanhantes, e a sensação de fazer além das obrigações técnicas gera grande satisfação profissional e pessoal.

Cuidar é um exercício diário dos profissionais de saúde, que precisam desenvolver a capacidade de compreender as necessidades físicas, sociais e psicológicas dos pacientes e familiares para interagirem e entregarem um cuidado de qualidade.[10] Veja o relato a seguir:

> (...)
>
> Tentei, então, conversar com a sua mãe, que me contou que a filha tinha uma cirurgia pré-agendada, e que isso a preocupava, bem como a toda família (...).
>
> **Relato n. 14 (ver Capítulo 6, p. 93, deste livro)**

Cuidar dos pacientes e familiares como cuidar de si mesmo ou algum membro da própria família faz que os profissionais se sintam cuidados enquanto cuidam, entendendo e compreendendo o outro com empatia. Assim, priorizar o outro é um ato de dedicação afetiva. Cuidar com empatia é compreender a situação do outro, colocar-se no lugar dele e sentir-se próximo ou igual a ele.[11]

O relato a seguir demostrar o que mencionamos anteriormente:

> (...)
>
> Ele ficou bastante tempo internado e, com isso, acabamos nos envolvendo com o paciente e sua família (...). Essa história me tocou bastante, pois ele tinha quase a mesma idade que eu, talvez uns 2 anos mais velho, e então a gente fica se colocando no lugar
>
> **Relato n. 7**

Aquele que cuida do outro no dia a dia vivencia sentimentos desagradáveis que causam sofrimento, principalmente, a morte; mas, também, compartilha, intensamente, situações de coragem, de enfrentamento, de lutas e vitórias, que engrandecem sua vida. Uma das profissões em contato íntimo com essas situações é a enfermagem em virtude da constante interação com seus pacientes, acompanhando sofrimento, alegrias, dor, doença, cura e morte daquele que está sendo cuidado.[12]

Para entregar um cuidado de qualidade, os profissionais seguem um grande número de normas, rotinas e procedimentos que visam aumentar a segurança e padronizar as atividades realizadas. O olhar para a segurança do paciente e o seguimento de rotinas poderia transformar o cuidado em um processo frio, praticamente sem contato pessoal; porém, quando os profissionais ultrapassam as barreiras técnicas e conseguem enxergar necessidades além da administração de medicamentos, da realização de curativos e de diversos outros procedimentos técnicos, sentem enorme satisfação profissional e pessoal, além de proporcionarem ao paciente conforto e sensação de cuidado pleno. Tal comportamento é observado no relato a seguir:

> (...)
>
> Ela tinha uma dor que não adiantava a gente administrar morfina (...) pelo menos a cada duas horas a gente medicava, mas a principal dor dela era a dor da alma (...) eu entendia que a dor dela não ia ter nada que pudesse fazer para melhorar, então pedi para ela segurar na minha mão para a gente fazer uma oração, que eu entendia que a dor dela não ia terna nada que eu pudesse fazer para melhorar, mas que Deus ia acalmar o coração dela (...).
>
> **Relato n. 14 (ver Capítulo 6, p. 93, deste livro)**

Modelo Assistencial Hospital Alemão Oswaldo Cruz®

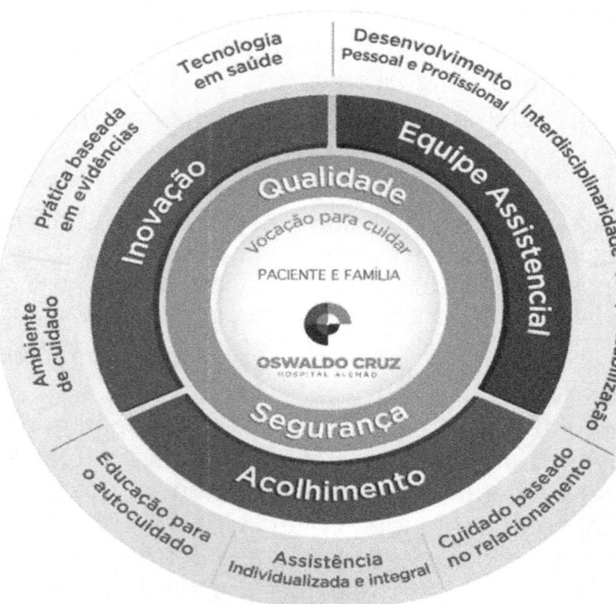

Como podemos observar na imagem, que representa o Modelo Assistencial Hospital Alemão Oswaldo Cruz®, o foco no paciente e na família é uma de suas premissas, e direciona o cuidado individualizado e integral com base nas necessidades, permeando acolhimento, qualidade e segurança. Esse modelo tem como objetivo favorecer a integração entre os profissionais e os pacientes, aumentando a satisfação e o crescimento das pessoas que prestam cuidados.[12]

O Institute of Medicine incluiu o cuidado centrado no paciente como um dos seis atributos de qualidade em saúde. As estratégias para implantação desse tipo de cuidado consideram desde a capacitação contínua de profissionais até a educação de pacientes e familiares, uma vez que estes tendem a permanecer passivos diante dos tratamentos e cuidados oferecidos pelos profissionais de saúde. A comunicação entre profissionais, pacientes e familiares é primordial para o sucesso do cuidado centrado no paciente. É o que se observa em mais um relato a seguir:

> (...)
>
> Eu larguei o que eu estava fazendo, falei para os técnicos de enfermagem que eu iria dar banho imediatamente, naquele dia eu passei o plantão atrasado, dei banho nele, saí uma hora e meia depois do meu horário...mas eu fui embora com a consciência tranquila e todos os dias que eu chegava no plantão e que eu o via, ele sempre comentava aquele fato, do quanto foi importante aquele banho (...).
>
> **Relato n. 15 (ver Capítulo 6, p. 95-96 deste livro)**

Ir além das atividades rotineiras da assistência, colocar em ação suas potencialidades e vocações, além de entregar aos pacientes e familiares conforto, carinho e atenção, resulta na construção e no engrandecimento da identidade dos profissionais de saúde, gerando orgulho e satisfação pela utilidade que demonstram à sociedade.[12]

A seguir consta um relato que transmite toda essa essência:

> (...)
>
> Eu amadureci, porque ter uma atitude assim leva você a ser uma pessoa menos egoísta. Tirar um tempo da sua vida para organizar algo que vá fazer o outro feliz, faz também você pensar mais nas pessoas. O resultado me deixou tão feliz que eu levei isso para minha vida. Querer pensar mais no outro nem que seja com o mínimo detalhe, de poder compartilhar, de dar mais carinho. Isso fez total diferença, me tornou uma pessoa melhor (...)
>
> **Relato n. 5**

Relatos deste capítulo

RELATO N. 5

Tivemos um paciente que descobriu um câncer de pâncreas, durante a internação. Ele e sua companheira moravam juntos há mais de 20 anos, porém ainda não eram casados oficialmente, e resolveram oficializar a união dentro do hospital.

Ao sabermos da vontade do casal, decidimos que iríamos proporcionar aquela comemoração. Descobrimos que ele era fascinado pelo time de futebol Palmeiras, conversamos com sua esposa e combinamos uma surpresa. Ela nos trouxe uma camisa do time e eu fiz questão ir até o clube para que todos os jogadores pudessem autografá-la.

Para a surpresa ficar completa, organizamos um almoço e convidamos os familiares e filhos do paciente, decoramos um quarto e chamamos o coral do hospital. Na hora em que o paciente entrou neste quarto a festa estava montada e assim foi à comemoração do casamento.

Foi um trabalho que envolveu várias equipes do hospital e todos trabalharam com muito carinho e cuidado, pois não queríamos que apenas a nutrição levasse o almoço ou só o coral cantasse naquele momento. Queríamos que tudo estivesse perfeito, afinal era uma festa de casamento! Tudo aconteceu como tínhamos planejado e o paciente ficou muito emocionado e todos os participantes muito felizes.

Essa situação mexeu demais comigo, e com toda a equipe, porque sabemos que todas as pessoas que pretendem se casar ficam com aquela expectativa em organizar o evento e querem chamar convidados para a celebração. A situação, portanto, me fez pensar que não podíamos deixar que o casamento fosse algo frio, apenas para documentar a união. Era importante que a celebração fosse uma festa e sentimos a necessidade de fazer tudo aquilo.

Ao mesmo tempo em que queríamos fazer a festa do casamento, queríamos trazer uma felicidade a mais para o paciente, não só a comida, não só a música, não só reunir os familiares, queríamos algo a mais, alguma coisa que pudesse ser guardada para sempre além das lembranças. E ao descobrir que ele era palmeirense, pensamos em presenteá-lo com uma camisa com autógrafos dos jogadores do time. Ver a alegria dele e da esposa, acabou sendo o meu melhor presente. Foi uma das situações que mais me marcaram aqui no hospital.

Como profissional eu amadureci, porque ter uma atitude assim leva você a ser uma pessoa menos egoísta. Tirar um tempo da sua vida para organizar algo que faz o outro feliz, faz você pensar mais nas pessoas. O resultado me deixou tão feliz que eu levei isso para minha vida. Querer pensar mais no outro nem que seja com o mínimo detalhe, de poder compartilhar, de dar mais carinho. Isso fez total diferença, me tornou uma pessoa melhor.

O paciente recebeu alta hospitalar e foi para a casa; mas, infelizmente, faleceu. Até hoje temos contato com a esposa dele, e ela tem um carinho muito especial por toda a equipe. Após o falecimento do seu marido, ela veio até o hospital e nos presenteou com uma placa de agradecimento. A atitude da equipe fez toda a diferença para o paciente, sua esposa e sua família.

Quando saí do hospital e fui atrás dos autógrafos na camisa, quando organizamos o horário de todos para que conseguíssemos nos reunir, todos choraram, foi muito emocionante! Criamos um vínculo muito forte com todos e foi uma experiência bem marcante e única. Foi um trabalho exemplar de toda a equipe.

RELATO N. 6

O INÍCIO DE UMA HISTÓRIA MARCANTE

Era época de Natal, por volta do dia 23 de dezembro. Eu fazia parte do coral do hospital e naquele dia fui cantar para os pacientes e seus familiares na UTI. Chegando lá, encontrei uma conhecida com o seu filho, que tinha diagnóstico de hepatite fulminante. O menino tinha 14 anos de idade e foi transferido de outro hospital para o HAOC na tentativa de realizar um transplante de fígado, pois no outro hospital em que ele estava não realizavam esse procedimento. Na verdade, soube de tudo isso naquele momento em que ela me contou o que estava acontecendo. No dia seguinte, como o filho dela estava em estado muito grave, ela decidiu doar parte do seu próprio fígado para ele, como última tentativa para salvá-lo. A cirurgia foi realizada; ela ficou internada na UTI, teve alta para o quarto no dia seguinte, porém o filho continuou na UTI. Ela estava internada na Unidade de Internação que eu trabalhava. Na época, era coordenadora desse departamento e responsável pelos cuidados dela. Naquele dia, ela passou uma manhã tranquila até o início da tarde. Nesse mesmo período, saí da unidade de internação para cantar com o grupo do coral, fora do hospital. Ao retornar ao hospital, após a apresentação, a equipe de enfermagem que estava no plantão, me informou que o diagnóstico do menino era morte encefálica, ou seja, ele estava em falência dos órgãos. Também me alertaram que a mãe não sabia dessa situação e que ela não estava bem, parecia agitada, angustiada. Decidi, então, entrar no quarto para vê-la, sabendo que eu não poderia dizer nada sobre a situação em que se encontrava seu filho.

OS SENTIMENTOS DA MÃE

Ela também tinha outro filho que estava no exterior. Apenas após a chegada dele no Brasil, contariam para ela que seu menino estava em morte encefálica, sem vida praticamente. Ela não tinha almoçado, estava impaciente e não queria dormir. Então, perguntei por que ela estava daquele jeito e se ela gostaria de ver seu filho que estava na UTI. Ela me respondeu que queria muito! Assim, mesmo eu não estando mais no meu horário de trabalho – nem estava mais uniformizada –, telefonei para a enfermeira da UTI para combinar essa visita. O pai do menino e o restante da família estavam cientes de toda situação e aguardavam na sala de espera da UTI. Estavam chorando. Realmente, uma situação muito comovente. Expliquei para a enfermeira da UTI o desejo da mãe em visitar o filho e solicitei que ela organizasse o ambiente de modo a deixá-lo tranquilo, sem que a mãe percebesse que ele estava em morte encefálica. Pedi à enfermeira para que conduzisse os familiares para outro local, para que o encontro da mãe com o filho fosse tranquilo, além de ela me avisar quando tudo estivesse pronto para que eu pudesse conduzir a mãe em cadeira de rodas. Quando tudo estava pronto, a enfermeira me telefonou e avisou que eu poderia levá-la.

O ENCONTRO

Eu mesma a levei na UTI, pois ela era uma paciente no primeiro dia pós-transplante. Expliquei a ela o quanto era importante que não se exaltasse e permanecesse calma. Chegando lá, abraçou o filho, que mesmo respirando com aparelhos, estava com aspecto muito sereno. Ela falou muitas coisas para ele (...) passou uma mensagem muito bonita. Permaneci ali, o tempo todo com eles. Um dos amigos da família, que era médico, chegou perto de nós e me perguntou quem havia permitido levá-la até lá. Informei-o, então, que ela tinha esse desejo e que eu mesma, sendo enfermeira e tomando todos os cuidados necessários – ou seja, não a colocando em risco, não permitindo que ela fizesse nenhum esforço –, levei-a até lá. Nesse momento, ela mesma disse a esse amigo que ela estava ali por um pedido dela mesma. Senti, ali, que ela também estava sendo muito companheira (...) estávamos juntas. Voltamos para o quarto com muita tranquilidade e senti que ela estava mais calma. Logo, ela se alimentou e dormiu. Era como se ela estivesse aliviada, pois queria muito ter visto o filho.

Lembro-me de que minha equipe me apoio totalmente. Eles sabiam da importância de tudo aquilo que havia acontecido. Fui embora. Ao chegar em casa, o médico clínico, que também estava assistindo à paciente, me telefonou perguntando por que eu a havia levado para ver o filho. Expliquei tudo o que havia ocorrido e, principalmente, do desejo dela em ver o filho. Reafirmei que a equipe sabia do quadro de morte encefálica do menino, mas em momento algum contamos isso para ela.

Na verdade, esse procedimento de visita era uma prática do hospital, pois quando uma pessoa doadora de um órgão está se recuperando, sempre a levamos para visitar o paciente que recebeu o órgão doado. Tenho certeza que fiz tudo o que estava ao meu alcance, não só como profissional, mas como pessoa, pois vendo o sofrimento daquela mãe eu sabia que ela tinha o direito de ver seu o filho antes dele morrer.

MAIS UMA VEZ, A VALORIZAÇÃO DO DESEJO DA MÃE

No dia seguinte, fui trabalhar. Era dia 24 de dezembro. O outro filho dela havia chegado ao Brasil. Contaram, então, para ela sobre a morte do seu filho mais novo. O marido e a família vieram até o Posto de Enfermagem e nos pediram que não déssemos alta a ela, para que ela fosse ao enterro. No entanto, ela queria ir. O médico cirurgião que havia realizado o transplante – não era o mesmo médico que havia me telefonado em casa – também estava ali. Ele foi até o quarto da paciente e constou que ela estava muito bem, além de ela mesma expor a ele todos os seus argumentos para ir ao enterro do filho. O cirurgião veio até mim e disse que pretendia dar alta a ela, e perguntou minha opinião. Respondi que mesmo sabendo que a decisão não era minha, também acreditava que deveríamos respeitar o desejo dela, afinal ela era a mãe do garoto.

Lembro-me que foi uma situação bem difícil. Estava chorando, muito emocionada e sentia mágoa pela atitude do outro médico, que só havia dado importância para a parte técnica. Ele não havia pensado na parte humana, nos sentimentos da mãe. Chorando, perguntei ao cirurgião se ele sabia o que tinha ocorrido sobre a ida da mãe à UTI. Ele, então, me respondeu: Deixe isso para lá. Você fez tudo certo. Eu confio em você!

UM GRANDE APRENDIZADO

Revendo essa história, percebo que tive muitos aprendizados. Tenho certeza que nós, enfermeiros, não cuidamos apenas do corpo físico; muitas vezes, a maior necessidade é cuidarmos dos sentimentos.

O médico que havia me repreendido nunca mais falou sobre esse assunto; mesmo me encontrando outras vezes no hospital.

Essa vivência reafirmou para mim o que é ser enfermeira, apesar de sempre ter em minha mente minha missão. Ser enfermeira vai muito além do dar injeção, do administrar soro, do fazer curativos; nós, enfermeiros, temos o papel de observar e precisamos entender que o paciente, muitas vezes, está falando muito além daquilo que de fato estamos ouvindo. Eu sempre trabalhei assim, pensando dessa maneira. Aquele acontecimento foi a confirmação de que estava no caminho certo, e que eu tenho um papel maior, que não é apenas ser profissional. Acredito muito em Deus e acredito que não é por acaso que desempenho esse papel. Tenho uma missão a cumprir. Naquele momento, foi isso que meu coração mandou fazer, pois se estivesse no lugar dela, também gostaria que alguém tivesse feito aquilo por mim. Tenho certeza de que se eu não tivesse agido daquela maneira, teria me arrependido. Apesar de ter ficado muito chateada com o médico naquela ocasião, tenho certeza que ele perdeu a oportunidade de ter vivido o que eu vivi. Para mim foi muito gratificante ter proporcionado aquele encontro para ela. Lembro-me, até hoje, que os familiares que estavam ali na UTI e viram aquele encontro, também se sentiram melhores. Tenho certeza de que eles também gostariam de tê-la levado ela até a UTI para ver o filho, mas eles não podiam.

O REENCONTRO

Após muito tempo do ocorrido, cheguei a encontrá-la. Ela estava muito bem! Sempre a considerei uma pessoa muito equilibrada, de muita fé, muito religiosa. Quando a encontrei, eu estava com um grupo de pessoas e ela falou para mim diante todos eles: o que essa moça fez para mim, eu nunca esquecerei.

Se tivesse que resumir essa vivência em uma palavra, eu diria: compaixão.

RELATO N. 7

No decorrer de 25 anos como fisioterapeuta aqui no hospital, conheci muitos casos e tenho muitas histórias para contar. Uma em especial, que me marcou bastante, aconteceu há aproximadamente 10 anos. Na época, o paciente tinha por volta de 40 anos de idade, sem história de doenças prévias, engenheiro e com vida profissional ativa. Ele foi internado com um quadro de cansaço, que surgiu de maneira repentina. No processo investigatório, descobriu-se uma leucemia – um tipo de câncer que compromete a produção de células do sangue e deixa o organismo mais suscetível a infecções. Após o diagnóstico de leucemia, o paciente apresentou um acidente vascular cerebral (AVC), que o deixou com o lado direito do corpo comprometido. Em decorrência dessa grave situação, ele ficou bastante tempo internado e, com isso, acabamos nos envolvendo com ele e sua família.

COMPREENDENDO O SIGNIFICADO DE UM EVENTO NA VIDA DO OUTRO

Essa história me tocou bastante, pois ele tinha quase a mesma idade que eu, talvez uns 2 anos mais velho. Daí, foi quase impossível não me colocar no lugar dele. Passei a reparar como a vida dele mudou de um momento para o outro. Em virtude do AVC, ele parou de trabalhar, pois sua fala e seus movimentos ficaram paralisados. Contudo, estava bastante consciente, e sei que ele pensava como seria seu futuro. Durante a internação, ele foi retomando os movimentos do corpo e conseguia executar algumas atividades. Havia chegado o momento de a equipe conversar com ele sobre a alta hospitalar. Ele estava angustiado como conduziria a vida com aquela nova situação; comentava que morava em um sobrado, com escada, e que não teria como se locomover, além das preocupações com o trabalho e com o sustento da família.

INSPIRANDO O OUTRO PELO EXEMPLO

Ele estava muito desanimado e comecei a pensar no que poderia fazer para ajudá-lo naquele momento.

Naquela unidade de internação eu sabia que havia um técnico de enfermagem que também se envolveu muito com ele durante uma internação anterior. Daí, tive uma ideia: chamei o técnico de enfermagem, pegamos uma cadeira de rodas, o colocamos em frente a uma escada:

— Agora você vai subir! Falamos para ele.

— Como assim? Perguntou o paciente, muito assustado.

— Vamos subir essa escada. Disse para ele.

E ele foi bem temeroso, porque seus movimentos não eram os mesmos e ele estava diante de uma situação totalmente nova, em que teria que reaprender algumas tarefas. A perna direita dele ainda não estava completamente recuperada, mas nós, com muita dificuldade, conseguimos – na verdade na primeira vez quase que o carregamos escada acima. Mas, para ele, foi o empurrão necessário. Sentiu que tinha essa capacidade, que poderia melhorar, mas que dependeria dele o ânimo para realizar as tarefas também. Quando chegou lá em cima, no patamar da escada, ele chorou de emoção. Aquilo tudo foi muito gratificante, porque a partir desse dia ele passou a ter esperança no seu prognóstico e passou a colaborar muito mais com a terapia; se empoderou da sua nova situação e acreditou que poderia viver bem diante daquela nova situação.

Ele saiu de alta bem, andando e, principalmente, com a esperança de que ele poderia voltar a fazer as coisas que fazia anteriormente. A família também ficou muito feliz e muito grata.

Na minha opinião, a nossa profissão é dar além de cuidados, medicamentos, exercícios, mas esperança aos pacientes e familiares. É poder mostrar que eles têm condições de se adaptarem a qualquer situação e há várias fases que atravessamos na vida. Sempre brinco com os pacientes perguntando: Por que paciente se chama paciente? Mas, aqui, respondo: Porque é uma fase da vida que temos que lidar e esperar, mas que a equipe do hospital está aqui para fazer o melhor por eles.

Referências bibliográficas

1. Ojeda BS et al. Acadêmicos de enfermagem, nutrição e fisioterapia: a escolha profissional. Ribeirão Preto (SP), Rev. Latino-Am. Enfermagem. 2009 maio/jun.;17 (3). Disponível em: http://dx.doi.org/10.1590/S0104-11692009000300018. Acesso em 20 maio 2019.
2. Spindola T et al. Significado da profissão para alunos que ingressam na graduação em Enfermagem. Brasília, Revista Brasileira de Enfermagem; 2011 jul./ago. Disponível em: http://dx.doi.org/10.1590/S0034-71672011000400015.
3. Oliveira GF et al. Satisfação com a vida entre profissionais da saúde: correlatos demográficos e laborais. Revista Bioética. 2009 ago;17 (2):319-34 Disponível em: http://revistabioetica.cfm.org.br/index.php/revista_bioetica/article/view/170/175. Acesso em 20 maio 2019.
4. Michaelis: moderno dicionário da língua portuguesa. São Paulo, Companhia Melhoramentos; 1998. (Dicionários Michaelis. Disponível em: http://michaelis.uol.com.br/moderno-portugues/). Acesso em 25 abr. 2015.
5. Pérez-Ramos J. Satisfação no trabalho: metas e tendências. Tese de livre-docência. Assis: Universidade Estadual Júlio de Mesquita Filho – Instituto de Psicologia; 1980. Brasília.
6. Maslow AH. A Theory of Human Motivation. 1943. Disponível em: http://psychclassics.yorku.ca/Maslow/motivation.htm. Acesso em 14 jun. 2019.
7. Bardagi M et al. Escolha profissional e inserção no mercado de trabalho: percepções de estudantes formandos. Campinas (SP), Psicol. Esc. Educ. 2006;10 (1). Disponível em: http://dx.doi.org/10.1590/S1413-85572006000100007. Acesso em 7 maio 2019.
8. Bomfim RA. A satisfação dos profissionais de saúde no ambiente de trabalho. Salvador (BA), RAS. 2013;15 (60). Disponível em: cqh.org.br/portal/pag/anexos/baixar.php?p_ndoc=935&p_nanexo=485. Acesso em 30 jun. 2019.
9. Teixeira FD. Comprometimento, estresse e satisfação com a vida de profissionais de saúde. Dissertação de mestrado. Programa de Pós-graduação em Psicologia. Puc-Campinas. São Paulo: 2018. Disponível em: http://tede.bibliotecadigital.puc-campinas.edu.br:8080/jspui/bitstream/tede/1057/2/FABIOLA%20DALPRAT%20TEIXEIRA.pdf. Acesso em 6 maio 2019.

10. Waldow VR. Cuidado humano: o resgate necessário. Porto Alegre, Sagra Luzzatto; 1998. Waldow VR. Cogitando sobre o cuidado humano. Curitiba, Cogitare Enferm. 1998;3 (2):7-10.

11. Costa ALRC. O cuidado como trabalho e o cuidado de si no trabalho de enfermagem. Dissertação de mestrado. Pós-graduação em Enfermagem da Universidade Federal de Santa Catarina/Universidade Federal do Mato Grosso. Florianópolis (SC): 1998. 150p.

12. Baggio MA. O significado de cuidado para profissionais da equipe de enfermagem. Goiânia (GO), Revista Eletrônica de Enfermagem; 2006 abr. Disponível em: https://www.revistas.ufg.br/fen/article/view/949/1163.

13. Gerolin FSF. A assistência como essência da trajetória do Hospital Alemão Oswaldo Cruz. São Paulo, Atheneu; 2017. Acesso em 17 abr. 2019.

Capítulo 5

Cuidar de você e de sua família me tornou uma pessoa com maior capacidade para estabelecer uma relação interpessoal empática

Ariude Silva Arcanjo
Cláudia Akemi Shibuya Teshima
Lara Cristina Viana de Almeida Bueno

Ao longo da vida profissional dedicada à assistência, muitas histórias de dor, de alegrias, de alívio, de sofrimento, de superação, de respeito e de gratidão nos são apresentadas.

Nesse ambiente, em que tais sentimentos se misturam e a equipe assistencial está imersa, faz-se necessário estar atento a todas as nuances que envolvem as relações interpessoais, procurando estabelecer vínculos de profundo respeito, despindo-se de conceitos preconcebidos e observando o que realmente faz sentido para a vida do outro.

Neste capítulo, propomos algumas reflexões sobre como se estabelece ou como se deveria estabelecer a relação entre o indivíduo enfermo, em seu contexto familiar, e a equipe que presta assistência à saúde.

Procuraremos demonstrar, desse modo, que há muito aprendizado recíproco na construção e no decorrer dessa relação, com profundas transformações.

Não obstante, não podemos omitir o fato de que para se estabelecer uma convivência harmônica entre as partes envolvidas nessa relação de cuidar, o profissional de saúde precisa estar atento para que não ocorra uma relação de poder, em que quem assiste detém o conhecimento, assumindo uma postura de superioridade sem ser questionado.

Um estudo objetivando buscar a compreensão do paciente na relação com as enfermeiras nos alertam que: o poder que os profissionais exercem em nome do retransmite das prescrições, afinal, tudo que fazem é visto como sendo para ajudar no tratamento, para apressar a sua cura, para o bem das pessoas, pois o poder-saber gera um discurso com um valor verídico, em outras palavras ou, o pensamento geral parece ser de que os fins justificam as ações que os precedem, já que essas ações pouco se questionam.[1]

Por isso, cabe ao profissional da assistência elaborar suas ações sempre pautadas na escuta, na conexão com o olhar ou mesmo no toque. É importante de maneira geral implementar as boas práticas em benefício do todo. O exercício do cuidar deve ser balizado pela ética e bioética, uma vez que o desenvolvimento das tarefas assistenciais tem como princípio cuidar do outro sob uma perspectiva de responsabilidade social.

Cumprindo tais premissas é possível estabelecer relações com base na empatia, em que uma perfeita equação "ganha-ganha" é evidenciada. Ou seja, todos ganham: o paciente (especialmente), sua família e ainda a equipe assistencial.[1]

Essas afirmações são ilustradas nos relatos originados pelos próprios agentes cuidadores, apresentados no decorrer deste capítulo.

A seguir, veremos como é possível construir uma relação direta com o ato de cuidar como chave de aprimoramento das relações.

Aprimoramento das relações humanas e empáticas

> Refleti sobre o que é doar e o que é receber. Muitas situações têm os dois lados. Às vezes sua felicidade pode estar relacionada com a dor de alguém e vice-versa. E, perceber essa situação na prática foi um privilégio, hoje eu sei (...). Fez com que eu percebesse minhas qualidades e principalmente que reconhecesse meus defeitos e os aceitasse (...), fazendo com que crescesse como profissional e como ser humano.
>
> Hoje, quando me lembro daquela mãe, penso só no sofrimento dela naquele momento de perda.
>
> **Relato n. 12**

Vale ressaltar que o cuidado à saúde, num contexto holístico, não pode ser apoiado unicamente na dimensão do restabelecimento do equilíbrio saúde-doença. Savieto e Leão referem que se torna incoerente assistir ao paciente sob uma perspectiva unicamente biológica, considerando que o ser humano é complexo em seus diversos aspectos, como físico, mental, emocional e espiritual, refere que torna-se incoerente assisti-lo dentro de uma perspectiva unicamente biológica[2].

Nas relações humanas, em especial com pessoas e profissionais de diferentes áreas, é necessário, antes de tudo, trabalhar com os aspectos humanísticos de cada indivíduo envolvido na equipe de trabalho.

Na área da saúde esse tem sido um grande desafio, entre outras razões, pela complexidade e condições de trabalho das instituições de saúde.

A humanização numa instituição de saúde é fundamental para que os profissionais saibam lidar com as diferenças e os anseios que permeiam as relações no sentido de desenvolver habilidades para saber ouvir, falar e fazer silêncio. Praticar relações humanas significa, portanto, muito mais que estabelecer ou manter contatos com outros indivíduos; é respeitar o momento pelo qual o outro está passando, suas diferenças de crenças, de hábitos e escolhas.

Os profissionais de saúde, no uso de suas atribuições e competências técnicas, empregam suas habilidades, conhecimentos e valores no cuidado e na busca da melhoria da condição humana no processo de cura. Desse modo, percebe-se que não somente a técnica capacita o profissional de saúde a exercer as atividades para as quais sua formação acadêmica os preparou. É necessário, também, que as instituições busquem desenvolver e capacitar esses profissionais para que seu comportamento e sua atitude estejam de acordo com os propósitos do trabalho para o efetivo relacionamento com os demais profissionais, a fim de oferecer, além do tratamento eficiente e eficaz aos pacientes, uma experiência agradável de relação com o próximo.

É imprescindível, nesse contexto, destacar o papel da empatia. Afinal, por meio dela, temos a capacidade de se colocar no lugar de outra pessoa, buscando agir ou pensar da maneira como ela pensaria ou agiria em determinadas circunstâncias.

A habilidade empática é tão importante para os relacionamentos humanos que ela se mostra relevante em praticamente todas as áreas. Com empatia, é possível melhorar a comunicação, o relacionamento entre as pessoas, além de facilitar o treinamento e o aperfeiçoamento do corpo de trabalho, entre outros benefícios.[3]

As pessoas empáticas possuem habilidade para o ouvir. Normalmente, estão abertas e atentas ao que as outras pessoas dizem, compreendendo seu estado emocional e suas necessidades.

O relato a seguir mostra o depoimento espontâneo de uma enfermeira que, em virtude da profissão, acostumou-se a viver com as agruras que envolvem pacientes e seus familiares. Perceba, nesse pequeno fragmento do relato, ao qual você poderá ter Acesso em na íntegra no final deste capítulo, como a empatia foi algo que ela desenvolveu no exercício de suas funções:

> A importância de estar presente na vida do outro.
>
> Refleti sobre o que é doar e o que é receber. Muitas situações têm os dois lados. Às vezes sua felicidade pode estar relacionada com a dor de alguém e vice-versa. E, perceber essa situação na prática foi um privilégio, hoje eu sei (...).
>
> **Relato n. 12**

Estar presente na vida do outro não significa apenas sentir sua dor; muitas vezes, é necessário se colocar verdadeiramente na vida dele. Significa preencher espaços íntimos que apenas a sensibilidade humana pode acessar; ser motivado a agir em prol do próximo pelo mais genuíno prazer de trazer alívio para o seu sofrimento; remover a carga pesada de desespero que incide sobre alguém, quando a falta de perspectiva é fato marcante; atuar para reacender a esperança quando um indivíduo a perdeu, em meio ao caos das vicissitudes nefastas decorrentes de uma detestável notícia. Por fim, estar presente na vida do outro é a essência do conceito de cuidar!

O impacto do prejulgamento

> Por que sua família não o acompanhava? Onde está essa esposa que não participa desse momento tão difícil dele? Perguntávamos pela família, mas ele dizia que todos estavam ocupados.
>
> **Relato n. 9**

> Caminhe alguns quilômetros nos sapatos de outra pessoa antes de criticá-la.
>
> **Autor desconhecido**

O prejulgamento de uma ação, comportamento ou atitude do outro, muitas vezes, praticado sem pensar nas consequências é um hábito comum no cotidiano de todos nós. Frequentemente, o julgamento decorre da falta de convivência entre as pessoas e, principalmente, falta de compaixão.

É comum julgarmos alguém apenas com base numa atitude ou situação, sem considerarmos que há uma história determinando tais reações. Naturalmente, o julgamento revela mais dos nossos próprios valores que a condenação do ato praticado pelo outro.

Para ilustrar o que que falamos até o momento, a seguir consta um trecho do relato de um profissional da saúde, dividido em duas partes. Na primeira, o destaque é para o poder do prejulgamento nas relações; na segunda, a importância de se estabelecer vínculo permeado pela compaixão:

> Para mim ficou marcante, pois todo tempo eu fazia um pré-julgamento da família dele. Quando eu a vi, não sabia se sentia mais dó da esposa ou do próprio paciente que já estava numa fase final de vida. É uma lição para nós sobre algo que não vemos, que não sabemos.
>
> **Relato n. 9**

> Após alguns meses do término do esquema de quimioterapia da filha, a outra filha, que tinha um bebê recém-nascido, descobriu que

> também estava com câncer de mama. Tínhamos, então, uma nova cena, porém já vista: mãe e filha fazendo quimioterapia juntas.
>
> Essa história não só me marcou, mas a todos do ambulatório, pois ficávamos imaginando como essa família arranjava força para continuar.
>
> **Relato n. 10**

Várias são as maneiras de demonstrar compaixão e, diante disso, reconhecer e respeitar o outro nas suas necessidades, além de fazê-lo se sentir inserido em seu contexto cultural, espiritual e de crenças, sem dúvidas é o melhor caminho.

No trecho do relato a seguir podemos observar, de modo inequívoco, mais uma situação de compaixão, em que o cuidar foi representado muito bem pelo respeito à cultura e à crença do indivíduo assistido:

> (...)
>
> A mãe trazia o chá quentinho, numa garrafa térmica, e depois do banho colocávamos aquela infusão na pele da Maria, principalmente na cabeça e nas costas. Percebi que esse processo virou um ritual e o fazíamos todos os dias. Embora soubéssemos que não existia nenhuma comprovação científica que, de fato, comprovasse a melhora da Maria, sentíamos que aquela atitude trazia conforto e paz para a ela e para sua mãe. Senti que valeu muito a pena eu ter ajudado naquela situação. No final, ela acabou nos deixando, partiu desse mundo, mas a mãe e o pai tiveram a certeza de que fizeram tudo pela filha; e eu sinto que contribui para isso também.
>
> **Relato n. 11**

No Modelo Assistencial Hospital Alemão Oswaldo Cruz® temos a assistência centrada no paciente e na família dele, pois a participação familiar é condição fundamental para o cuidado. O cuidado, por sua vez, sofre influência dos costumes e das crenças de cada família, gerando, assim, uma assistência diferente para cada indivíduo, apesar de apresentarem a mesma patologia.

Sabe-se que cultura é um conjunto de valores, costumes, regras e leis que interferem em vários aspectos da nossa vida, inclusive na questão saúde-doença.[4] Portanto, respeitar as crenças individuais, na medida do possível, resulta num vínculo de confiança entre paciente, família e equipe assistencial, trazendo, consequentemente, tranquilidade na evolução do cuidar desse paciente. A assistência promovida para a paciente do Relato n. 11 em que sabíamos não existir nenhuma comprovação científica que aquilo a faria melhorar (referência ao chá de picão), mas era uma coisa que trazia uma sensação de paz pra elas.

Cuidar desta paciente promoveu satisfação à profissional da saúde, que declarou ter dado assistência para a garota até o último instante, com a certeza de ter contribuído com tudo o que era possível naquele momento.

O respeito à crença e à cultura é de fundamental importância como alicerce no processo do cuidar. Ele está relacionado ao íntimo da individualidade humana e, como tal, deve ser valorizado para na construção de um vínculo saudável entre cuidador e paciente-família.

Desse modo, destacamos a seguir um fragmento do relato de uma profissional da assistência, cujo tema "gratidão" emerge como um elemento que aglutina a equipe:

A gratidão no processo do cuidar

> (...) e essa paciente resolveu escrever uma carta para sua doadora, contando um pouco da sua experiência sobre receber um órgão e o tanto que ela era agradecida pela nova chance de seguir em frente e pela família da doadora ter autorizado o procedimento. Aliás, guardo essa carta até hoje na minha carteira. Esse é um dos motivos pelo qual tenho orgulho em ser enfermeira e tento fazer o meu melhor todos os dias.

Relato n. 8

Quem trabalha na área da saúde convive com tristezas, perdas e sofrimentos; mas também vivencia momentos de pura felicidade, como presenciar o renascer de uma pessoa que passou pelo transplante de um órgão vital, que não funcionava mais.

O relato a seguir traz mais uma passagem de gratidão; um sentimento nobre, experimentado por uma paciente transplantada, marcando a vida da enfermeira e trazendo a ela muitos ensinamentos:

> (...) ser mais humana, individualizar o cuidado, dedicar um tempo ao paciente, mesmo que seja pouco.

Relato n. 1

Além disso, a enfermeira destaca, mais uma vez, seu sentimento de satisfação ao realizar o seu trabalho, sendo motivada a sempre entregar o seu melhor no exercício da sua função.

Quando se fala em satisfação do enfermeiro, são considerados os seguintes pontos: remuneração, carga de trabalho, equipe multiprofissional, mas pouco se fala sobre a satisfação da profissão ao ver um paciente se recuperando, indo embora para casa, recebendo um órgão e, portanto, ganhando uma nova chance na vida.

Diante disso, temos certeza de que é possível compreender o real significado da empatia e como esse elemento é integrante no cotidiano da equipe assistencial.

Não podemos ignorar o fato de que prestar assistência à saúde nos aproxima da essência do ser humano; e isso é transformador, pois nos torna mais capacitados para estabelecer conexões mais profundas com o outro e consigo mesmo.

Relatos deste capítulo

RELATO N. 8

A ESPERANÇA DO PACIENTE EM TER UMA NOVA VIDA

Sou enfermeira da Unidade de Transplante Renal há 8 anos. Comecei como estagiária em 2008 na Neurologia, e em 2010 atuei no transplante de fígado, onde fiquei por 3 meses e depois vim para cá e até hoje estou aqui na unidade de transplante renal. Dessa vivência que tenho, acho importante falar da esperança dos pacientes em levar uma vida melhor, em sair da diálise, "sair da prisão", como eles mesmos dizem. Normalmente, eles não podem viajar e muitas vezes estão privados de passar mais tempo com a família. O que escuto dos pacientes é que o transplante, quando aparece, é como se eles tivessem ganhado na loteria. Então a felicidade, é uma felicidade única (...) é por isso que há tanta esperança. Dele e de toda a sua família. É uma área que realmente tenho muito prazer em trabalhar e viver essa experiência.

A história que eu escolhi contar – porque são muitas as histórias que vivenciamos –, é a respeito de uma paciente transplantada em 2012. Na ocasião, houve uma reunião, como um simpósio de transplante, e essa paciente resolveu escrever uma carta para sua doadora, contando um pouco da sua experiência sobre receber um órgão e o tanto que ela era agradecida pela nova chance de seguir em frente e pela família da doadora ter autorizado o procedimento. Aliás, guardo essa carta até hoje na minha carteira. Esse é um dos motivos pelo qual tenho orgulho em ser enfermeira e tento fazer o meu melhor todos os dias. A carta diz assim:

> A você doadora:
>
> Eu não a conheci, só sei que sua idade era próxima da minha. Fico imaginando também se era casada, como sou. Se também tinha filhos, como os três que eu tenho em casa. Eu não a conheci, só sei que sua vida terminou cedo, como sempre temi que a minha terminasse. Fico imaginando os sonhos que não realizou, como viagens e netos. Só sei que nas minhas próximas viagens, uma parte de você estará comigo. Só sei que quando sinto ternura ao ver meu neto dormindo, uma parte de você também se enternece. Eu não a conheci!

> Não sei se, como eu, acreditava que a morte não é o fim. Só sei que a minha gratidão é tão grande que pode durar várias vidas. Gratidão a você e sua família que, mesmo na hora da dor intensa, deu alegria a minha família.
>
> Eu não a conheci, mas por sua causa vou tentar viver ainda melhor cada dia da vida que ainda tenho pela frente.
>
> Eu não a conheci, mas, profundamente, espero que Deus a receba e a abrace por mim e pela minha família.

Leio esta carta sempre que, por algum motivo saio do foco, que é o paciente. É para ele que trabalhamos e para quem toda a equipe de assistência deve prestar a maior atenção. Nós precisamos entender a importância da equipe de saúde na vida do paciente, afinal, participamos intimamente de todo esse processo. Às vezes, eles permanecem internados por muitos dias e nós, da equipe de enfermagem, ficamos ali, 24 horas no acompanhamento. Isso é muito gratificante! E quando o paciente retorna só para agradecer e reconhecer o trabalho da equipe por todo aquele processo, nos torna mais fortes e eu com a certeza de que tudo aquilo vale a pena.

E o que eu aprendi vivendo nessa área, cuidando de pacientes transplantados, foi ser mais humana e buscar mais conhecimento, para devolver ao paciente, qualidade de tratamento e atenção na execução do meu ofício, além de entender que o trabalho em equipe interfere no cuidado. Aprendi, também, que cada paciente é único! E, muitas vezes, o que é feito para um, não pode ser feito para o outro. Daí a solução é estudarmos caso a caso para oferecer o melhor trabalho possível e individualizado.

RELATO N. 9

O PODER DO PREJULGAMENTO

Certa ocasião, atendemos um paciente com diagnóstico de câncer de próstata, que fazia tratamento de quimioterapia havia muito tempo. Toda vez ele vinha sozinho, e isso me intrigava: Por que a família não o acompanhava? Onde estava a esposa que não participa desse momento tão difícil dele? Perguntávamos pela família, mas ele dizia que todos estavam ocupados. Achávamos que seria importante incluir a esposa nessa fase, mas ela nunca aparecia. A doença dele foi progredindo, e mesmo com mudanças dos esquemas de tratamento, ele aparecia cada vez mais enfraquecido. Os filhos o traziam, mas não ficavam com ele.

Com o decorrer do tratamento, ele passou a não poder mais ficar sozinho; então, a esposa apareceu um dia. Para a minha surpresa, ela tinha uma doença degenerativa e, por isso, não acompanhava o marido. Afinal, ela também precisava de cuidados e assistência. Para mim isso foi bem marcante, pois todo tempo eu fazia um prejulgamento da família dele. Quando a vi, não sabia se sentia mais dó dela ou do próprio marido, que estava numa fase final de vida. É uma lição para nós sobre algo que não vemos, que não sabemos.

Foi uma lição para todo nós, da equipe, pois julgámos algo que não víamos e não sabíamos. Por isso, é necessário termos um olhar ampliado para tudo que cerca o paciente, inclusive seu contexto familiar, que o cuidado deve ser centrado nele.

RELATO N. 10

O PODER DA COMPAIXÃO

Uma paciente com diagnóstico de câncer de ovário iria iniciar quimioterapia conosco. Ela era separada e tinha duas filhas como acompanhantes. Ela vinha se mantendo com tratamentos medicamentosos e agora estava com medicação via oral. Durante uma das fases de tratamento, sua filha mais nova descobriu que estava com câncer de mama, e também veio fazer tratamento conosco. Atendíamos mãe e filha no mesmo dia e com o mesmo médico. Apesar de normalmente os nossos pacientes fazerem quimioterapia em quartos individuais, para elas, nós mudávamos uma poltrona de lugar e as deixávamos juntas no mesmo quarto, para que fizessem companhia uma para a outra. Tínhamos o cuidado manter uma enfermeira diferente para cada uma delas, para que mantivéssemos a segurança na administração dos medicamentos. Após alguns meses do término do esquema de quimioterapia da filha, a outra filha, que tinha um bebê recém-nascido, descobriu que também estava com câncer de mama. Tínhamos, então, uma nova cena, porém, já vista: mãe e filha fazendo quimioterapia juntas.

Essa história não só me marcou, mas também a todos do ambulatório, pois ficávamos imaginando como essa família arranjava força para continuar. Sabemos que alguns tipos de câncer têm caráter genético, mas nunca tínhamos tratado, concomitantemente, mãe e filha, ainda mais por duas vezes. A mãe ainda faz tratamento conosco as filhas estão bem, mas essa história me marcou, pois é uma história muito triste e nos faz pensar como é importante a questão da análise genética e detecção precoce do câncer. Todos os profissionais do ambulatório ficaram muito sensibilizados. Havia dias que a mãe vinha somente acompanhar a quimioterapia de uma filha, pois não era dia da quimioterapia dela.

Percebe-se, desse modo, que a compaixão é um dos elementos que transforma a maneira de cuidar! A equipe se mobilizou para atender às pacientes, não apenas focada no desequilíbrio saúde-doença, mas além dele. Foram implantadas alterações na rotina assistencial, sem quebra de barreiras de segurança, tendo como premissa o atendimento individualizado e personalizado, mesmo dentro de um ambiente físico coletivo, já que ambas eram atendidas ao mesmo tempo no tratamento quimioterápico.

Empatia e compaixão devem estar presentes em todas as atividades humanas, mas na assistência à saúde são imprescindíveis a sua manutenção. Empatia, de forma sucinta, pode ser vista como a capacidade de nos colocarmos no lugar do outro, enquanto a compaixão nos move e nos impele a agir em benefício do outro em detrimento de sua fragilidade, dificuldade ou de circunstâncias alheias à sua capacidade de autoproteção.

RELATO N. 11

O RESPEITO À CRENÇA E À CULTURA NA ASSISTÊNCIA

Quero contar um pouco da história com uma paciente chamada Maria que realizava tratamento no Ambulatório de Oncologia. Na verdade, antes de eu sair de férias, no mês de julho, minha coordenadora me informou que no meu retorno, em agosto, iria trabalhar nesse ambulatório. Bateu-me aquele medo, aquela insegurança porque eu nunca havia cuidado de pacientes oncológicos.

Então, ao chegar no ambulatório, o meu medo foi diminuindo logo nos primeiros dias, afinal, constatei que tudo o que imaginei de negativo não se comprovava no cotidiano. Na realidade, o cuidado do paciente oncológico era parecido com o cuidado dos pacientes que eu estava acostumada.

Foi lá que eu conheci a Maria, uma paciente que tinha câncer de fígado, e estava em fase terminal. A família dela era muito presente no tratamento, e seus pais estavam sempre ao seu lado, oferecendo carinho. Acredito que também fazia a minha parte, dando bastante atenção para ela, por meio do cuidado que tinha que prestar. Ela necessitava de auxílio para o banho e para os cuidados mínimos, além de alguém para ficar junto com ela nas tarefas do dia a dia.

A Maria estava com icterícia (com a pele amarelada), então, num determinado dia, a mãe dela perguntou a minha opinião sobre trazer algo que tinha aprendido com seus avós para tratar essa doença: chá de picão – assim era como ela conhecia a erva. Conversei com a enfermeira e concluímos que o uso do chá não apresentava nenhuma contraindicação, portanto, concordamos que ela o trouxesse.

A mãe trazia o chá quentinho, numa garrafa térmica, e depois do banho colocávamos aquela infusão na pele da Maria, principalmente na cabeça e nas costas. Percebi que esse processo virou um ritual e o fazíamos todos os dias. Embora soubéssemos que não existia nenhuma comprovação científica que, de fato, comprovasse a melhora da Maria, sentíamos que aquela atitude trazia conforto e paz para a ela e para sua mãe. Senti que valeu muito a pena eu ter ajudado naquela situação. No final, ela acabou nos deixando, partiu desse mundo, mas a mãe e o pai tiveram a certeza de que fizeram tudo pela filha; e eu sinto que contribui para isso também.

RELATO N. 12

APRIMORANDO AS RELAÇÕES HUMANAS EMPÁTICAS

Sou enfermeira há mais de 30 anos. Durante esse período, vivi muitas coisas que me fizeram crescer como ser humano e me ajudaram a ser quem sou hoje. Um caso especial sempre me vem na memória. Eu trabalhava como enfermeira na Unidade de Transplante numa época em que a captação dos órgãos era feita de maneira diferente do que ocorre hoje. A equipe formada por médico, enfermeira e motorista da ambulância ia até o local (após acionada por *bip*) onde estava o paciente com morte cerebral. Chegávamos lá com todo o material necessário para transporte do indivíduo e a captação era feita em hospitais cadastrados, seguindo uma escala. Primeiro, o médico abordava a família; depois, se houvesse consentimento do transplante, o transporte e a captação propriamente ditos eram iniciados.

Numa dessas abordagens, encontramos uma família arrasada com a situação do filho em morte cerebral. Durante a conversa, percebemos que o sofrimento da mãe ia se transformando em uma alegria, em alívio (...) e não entendíamos. Só começamos a entender quando ela começou a agradecer ao médico e à Deus pela chance de salvar seu filho com o transplante. Ela, por um problema de comunicação tinha entendido que o transplante de órgão salvaria o filho dela e dizia o quanto isso era maravilhoso (...).

Aos poucos, fomos explicando a situação do seu filho e a verdadeira proposta da abordagem, ou seja, a oportunidade de salvar outra vida. E ela entendeu. Então vi novamente o sofrimento de uma mãe por seu filho, que conforme era dito, estava morto. Ela não autorizou a doação, dizendo (...) dizia que ninguém tiraria nada do seu filho, pois se ele veio ao mundo daquele jeito, seria enterrado da mesma forma.

Naquele momento eu era uma enfermeira do transporte e aquela situação me pareceu uma atitude egoísta. Nada foi dito. Depois desse dia, pensei muito em vários sentimentos, atitudes e comportamentos. Pensei como enfermeira, pensei como mulher, pensei como filha, pensei como mãe, pensei como amiga (...).

Refleti sobre o que é doar e o que é receber. Muitas situações têm os dois lados. Às vezes sua felicidade pode estar relacionada com a dor de alguém e vice-versa. E, perceber essa situação na prática foi um privilégio, hoje eu sei (...). Fez com que eu percebesse minhas qualidades e principalmente que reconhecesse meus defeitos e os aceitasse (...), fazendo com que crescesse como profissional e como ser humano.

Hoje, quando me lembro daquela mãe, penso só no sofrimento dela naquele momento de perda.

Logo depois eu saí do setor de transplante e hoje sei que sou uma enfermeira mais humana graças às experiências que vivi.

Referências bibliográficas

1. Baptista MKS, Dos Santos RM, Duarte SJH, Comassetto I, Trezza MCSF. O paciente e as relações de poder-saber cuidar dos profissionais de enfermagem. Esc. Anna Nery. 2017;21 (4).
2. Savieto RM, Leão ER. Reflexão sobre a teoria de Watson e empatia. Esc. Anna Nery. 2016;20 (1).
3. Queiroz AH. Empatia e inovação: uma proposta de metodologia para a concepção de novos produtos Dissertação (Mestrado) – Universidade Federal de Santa Catarina, Centro Tecnológico. Florianópolis: 1999.
4. Campos GWS. Sete considerações sobre saúde e cultura. Saúde e Sociedade. 2002;11 (1).

Capítulo

6

Cuidar de você e de sua família me ensinou a lidar com os meus sofrimentos e minhas angústias

Luciana Mendes Berlofi
Natalia Novaes Pavani Soler
Suzana Maria Bianchini

Escolhi os plantões porque sei que o escuro da noite amedronta os enfermos.

Escolhi estar presente na dor porque já estive muito perto do sofrimento.

Escolhi servir ao próximo porque sei que todos nós um dia precisaremos de ajuda.

Escolhi o branco porque quero transmitir paz.

Escolhi estudar métodos de trabalho porque os livros são fonte de saber.

Escolhi ser enfermeira porque amo e respeito a vida!

Florence Nightingale

A escolha da profissão nem sempre é uma decisão simples e fácil. Influências familiares, reputação e tendências de mercado são alguns fatores externos importantes para nortear essa escolha. Já fatores como afinidade com o trabalho, vocação e propósito do trabalho e da vida, exigem profundo autoconhecimento, e estão mais relacionados com o engajamento e a satisfação com o trabalho que será desempenhado e, portanto, a profissão escolhida, e com o que se espera para a própria vida. Algumas pessoas afirmam que a profissão as escolheu, contextualizando sua decisão de forma óbvia e ausente de dúvidas. Em alguns casos, a escolha se deu por afinidade ou admiração por um profissional ou mesmo por um contato ou vivência muito próximo da área de atuação.

É provável que a área da saúde tenha escolhido muitos dos seus profissionais, pois, inevitavelmente, as pessoas têm algum tipo de necessidade de saúde durante a sua vida e, quase sempre, associada a situações geradoras por estresse, sofrimento e vulnerabilidade. Quando passamos por situações em que necessitamos de ajuda para restabelecer nossa condição de saúde, nos damos conta de quão fundamental é o papel dos profissionais dedicados e competentes. O resultado de uma boa experiência de cuidado associado a alguns outros fatores, como já mencionado, podem ser relevante fonte de inspiração para uma decisão profissional.

A área da saúde e o cuidado ao ser humano são um vasto campo de trabalho, mas requerem do profissional muita consciência de sua atuação, pois, seus principais papeis são prestar um cuidado compassivo e auxiliar pacientes e familiares a lidar com o processo de saúde e doença. As competências técnicas são fundamentais para garantir um cuidado seguro e de qualidade para o paciente, no entanto, competências relacionais e a compreensão sobre a condição humana são aspectos essenciais para o profissional que escolhe dedicar a sua vida para cuidar de outros.[1]

As organizações de saúde, principalmente os hospitais, são estruturas complexas destinadas à cura, cuidado e readaptação de paciente e familiares. Por isso, enfermeiros, técnicos de enfermagem, nutricionistas, fisioterapeutas, psicólogos, farmacêuticos, capelães, médicos, entre outros profissionais, exercem papéis fundamentais para garantir o propósito desse complexo sistema. Compreendemos, então, que a estrutura de um hospital é composta por grupos de pessoas que, num primeiro olhar, se desconectam por exercerem papéis muitos distintos nesse sistema, mas que sem muito esforço de análise, na verdade, estão completamente conectados pela interação de suas necessidades e expectativas. Desses grupos, podemos destacar dois com os seguintes protagonistas: os profissionais assistenciais e os pacientes e seus familiares. Ambos são formados por seres humanos com prévias histórias de vida que trazem profundo significado nas suas escolhas diárias. O primeiro grupo escolheu cuidar, e o segundo necessita de cuidados.

Cuidar é mais que uma atitude de atenção, zelo e desvelo; trata-se de uma atitude de ocupação, preocupação, responsabilização e envolvimento afetivo com o outro, sendo o cuidado a essência do ser humano.[2] A definição de cuidar pode ter relação com características pessoais dos indivíduos que escolhem as profissões da área de saúde, entretanto, o ato de cuidar ainda traz referências romantizadas relacionando a atuação de profissionais com a doação e o amor ao próximo.

O amor é a maior expressão do cuidado. No entanto, na área de saúde não deve ser compreendido apenas como um sentimento, mas como um comportamento. Assim, o amar não é exatamente o sentimento que rege a relação paciente-profissional, apesar de se esperar que o profissional se comporte amorosamente, com respeito, gentileza, honestidade entre outros.[3] Essa é uma premissa fundamental dos profissionais de saúde com aquele que necessita de cuidados e, normalmente, está fragilizado no contexto físico, emocional e espiritual.

> (...) perguntei se ela acreditava em Deus e, nesse momento, nos abraçamos e ela chorou muito. Confesso que chorei também, porque foi algo muito forte. O abraço dela me passou um sentimento de desespero, como se ela estivesse se entregando.
>
> Quando falei de Deus para ela, tive a impressão que a mesma estivesse pedindo algo e que não estava recebendo, pois estava sofrendo muito, mas que quando alguém viu que ela tinha fé e pediu que se concentrasse em Deus, era como se ela recebesse uma resposta de Deus, como se Ele dissesse que estava com ela.
>
> **Relato n. 14**

A ação de cuidar vai além do conhecimento técnico, estando longe de sustentar-se apenas nessa competência. Ao profissional do cuidado é dada a permissão de entrar e cruzar a barreira da dor e da vulnerabilidade, quando exercido com respeito e compaixão. Entretanto, para que se entregue esse nível de excelência, é preciso compreender que cada momento de interação com o paciente e a família é uma oportunidade genuína de conhecer o outro e suas necessidades. Os profissionais são autorizados a criar um ambiente de cuidado e de cura por meio de cada oportunidade de interação.

Para Jean Watson, teorista da Enfermagem, na estrutura "cuidado-cura transpessoal", aquele que oferece o cuidado e aquele que recebe o cuidado estão interconectados. Cabe ao profissional se apropriar dessa importante responsabilidade e desenvolver habilidades e competências para, intencionalmente, proporcionar tal conexão com paciente e família.[1]

A conexão entre o profissional de saúde e um paciente e familiar pode ocorrer por meio da construção de uma relação empática. Sabemos que a empatia é um constructo cognitivo e emocional, que consiste na capacidade de apreender a experiência alheia por meio consciente, seguida de desdobramento afetivo. Em outras palavras, o comportamento empático prevê que um indivíduo possa imaginar, supor, considerar o que outro indivíduo possa estar sentindo ou vivenciando.[4]

> (...) aqui no hospital (...) a gente tem um carinho maior pelas coisas que acontecem na nossa vida e na vida de quem está próximo de nós, e a gente vê que os nossos problemas não são tão grandes como a gente coloca.
>
> **Relato n. 19**

Ao contrário do que se supunha anteriormente, o comportamento empático não é restrito à espécie humana. Estudos sugerem que outras espécies de mamíferos também apresentam o comportamento empático.[5] Pesquisas de neuroimagem evidenciam as bases fisiológicas da empatia, como no estudo em que o participante observava figuras de pessoas em sofrimento enquanto sua atividade cerebral era monitorada. Constatou-se a ativação das zonas cerebrais correspondentes à experiência de sofrimento representada pelas figuras.[6] Trata-se de um indicativo que imaginar o sofrimento de outra pessoa ou observá-lo é muito semelhante a sentir o sofrimento "como se fosse na própria pele".

A empatia é de fundamental importância, não somente como fator de proteção da espécie em geral, mas como fator de desenvolvimento humano. A capacidade de estar em cumplicidade com a situação do outro e exercer suporte socioafetivo são imprescindíveis para as relações humanas.

Sobre as relações entre profissionais de saúde e pacientes e seus familiares, observa-se a valorização dos aspectos subjetivos, individuais e culturais no processo de cuidado.[7] Mais do que doenças, os profissionais cuidam de pessoas. E mais do que técnicos, as pessoas desejam ser cuidadas por outras pessoas.

> Esses contrastes na Oncologia, onde esperamos os extremos num mesmo plantão e o nosso lado humano frágil lidando com situações muito difíceis. Eu havia chorado junto com essa paciente quando ela descobriu o diagnóstico e nos emocionamos e choramos juntas quando ela estava curada (...). Ela sabia o quanto era importante que eu soubesse da sua cura.
>
> **Relato n. 17**

A escuta é uma estratégia de comunicação essencial para a compreensão do outro; trata-se de uma atitude positiva de calor, interesse e respeito, sendo, assim, considerada terapêutica.[8] A escuta pode também ser denominada como ativa, atenta, reflexiva, compreensiva e terapêutica, e sua utilização passa a valorizar a pessoa como sujeito que busca conhecimento e é capaz de se desenvolver.[9] Entretanto, ao se permitir ouvir atentamente o paciente, não apenas se aprende sobre ele, mas suas experiências relatadas e seus significados podem influenciar os profissionais de saúde, tanto como aprendizado de vida como também valores individuais podem ser alterados.

> Lembro que nesse dia fui embora atrasada, porque ela era uma pessoa tão espetacular, destas para você sentar e ficar batendo papo e só aprendendo. Às vezes por uma coisa tão simples, não tomamos uma iniciativa e ela saiu com a roupa do corpo de um hospital, com dinheiro emprestado, abrindo mão de tudo, entrando num ônibus. Ela decidiu mudar de vida!
>
> (...)
>
> Aprendi a não ficar esperando as coisas acontecerem e passei a ser mais ativa nas minhas escolhas. Se você quer algo, mexe-se e vá atrás! Podemos conseguir tudo o que quisermos!
>
> **Relato n. 13**

A empatia surge a partir da capacidade de sentir com o outro, de compartilhar sentimentos e de ser afetado por outras pessoas. Ela é um processo interacional entre duas pessoas em sincronia sensório-motora, o que permite sentir a mesma emoção que o próximo e entender os eventos a partir do ponto de vista do outro. Na área da saúde, a empatia propicia uma melhor compreensão da experiência do paciente, favorecendo a relação com os profissionais e o próprio cuidado.[10]

É comum os profissionais assistenciais se depararem com situação de pacientes que marcam profundamente suas vidas. Ora por destacar a fluidez da vida, ora por despertar sentimentos e emoções relacionados à singularidade do ser humano, que cuida de outro ser humano tão falível quanto o outro. Inexoravelmente, os profissionais de saúde entram em contato com as próprias fragilidades. Como é ser tocado pelo sofrimento do outro? Como é ser provocado a olhar para a própria vulnerabilidade?

> Ele se sentou na cama, começou a chorar e falou assim: — Para uma pessoa que operava cabeça até ontem, não ter condições de tomar banho sozinha, é humilhante demais, por que Deus não me leva? Só o que eu queria hoje era um banho. Larguei o que eu estava fazendo, falei para os colegas da equipe que ia entrar no banho dele. Naquele dia eu passei o plantão atrasado, dei banho nele e sai uma hora e meia depois do meu horário para finalizar tudo o que precisava e fui embora com a consciência tranquila. Todos os dias que chegava no plantão e o via, ele sempre comentava aquele fato, do quanto foi importante para ele aquele banho.
>
> **Relato n. 15**

Na mitologia grega, há uma figura bastante interessante chamada Quíron, um centauro que diferentemente dos demais, indisciplinados, violentos e sem cultura, era inteligente e altruísta, além de possuir uma grande habilidade na medicina. Quíron nasceu de Chronos, o deus do tempo, mas foi adotado por Apolo, o deus do Sol. Como filho adotivo daquele que brilha, Quíron foi como luz na vida de seus discípulos, sendo reverenciado como um grande tutor e professor, inclusive, mestre de Asclépio, o deus da medicina. Em uma determinada situação de confusão entre os centauros, Quíron foi atingido acidentalmente por uma flecha embebida de sangue de hidra, o que lhe causou uma ferida fatal. Mas como ele era um ser imortal, permaneceu vivo, porém sofrendo de uma dor sem fim. Embora possuísse toda a sabedoria com a medicina, Quíron era impotente para curar o próprio sofrimento.[11]

O ferimento de Quíron pode representar as limitações, os sofrimentos, os problemas que cada um possui. Conhecido como o curador ferido, foi por meio da própria dor que ele se tornou benevolente e compreendeu o sofrimento alheio com compaixão.

(...)

Ela tinha uma dor grande, uma dor na alma por medo da morte, da cirurgia que ela esperava, pela preocupação com a mãe que se mostrava fragilizada grande parte do tempo. A mãe comentava que não sabia o que faria se perdesse a filha, que olharia o tempo inteiro para a irmã e refletiria sobre tudo de maneira dolorosa, que não esqueceria aquilo momento algum. Para a dor da paciente, não adiantava mais administrar morfina. Ela já recebia morfina contínua, pelo menos a cada duas horas nós a medicávamos. Mesmo com uma dose a mais, a cada 2 horas. Na realidade, a principal dor dela era a dor da alma.

Lembro-me de pedir a ela que segurasse a minha mão para fazermos a oração. Eu disse que sozinha não poderia fazer nada por ela, mas que Deus iria acalmar seu coração; pedi a ela que colocasse sua fé em primeiro lugar e que, por meio daquilo, Deus poderia fazer algo por ela. Então, perguntei se ela acreditava em Deus e, nesse momento, nos abraçamos e ela chorou muito. Confesso que chorei também, porque foi algo muito forte. O abraço dela me passou um sentimento de desespero, como se ela estivesse se entregando.

Quando falei de Deus para ela, tive a impressão que a mesma estivesse pedindo algo e que não estava recebendo, pois estava sofrendo muito, mas que quando alguém viu que ela tinha fé e pediu que se concentrasse em Deus, era como se ela recebesse uma resposta de Deus, como se Ele dissesse que estava com ela.

Ao me abraçar, ela disse que esperou muito por uma resposta de Deus, que teve a impressão que Ele tinha virado as costas para ela, mas que quando eu pedi para fazer uma oração por ela, foi como se um anjo viesse e falasse que Deus estava com ela. Isso mexeu comigo por vários dias.

Relato n. 14

A figura mitológica de Quíron pode representar o profissional de saúde, que ao lidar com o sofrimento humano, se conecta com as suas próprias limitações. Mas, ao contrário desse fenômeno simbolizar algo negativo, ele sugere que é o contato com os próprios desafios que torna uma pessoa ainda mais potente. Entender e aceitar que as limitações são constituintes da natureza humana são um importante passo para o autoconhecimento.

O processo de autoconhecimento intui que não somos seres finalizados, formatados, enrijecidos, mas somos seres em constante desenvolvimento, amadurecimento e construção. Autoconhecimento é, portanto, o primeiro passo para o desenvolvimento de relacionamentos interpessoais saudáveis e por consequência desenvolver capacidade de empatia. A ausência de clareza das reações emocionais frente as situações cotidianas podem enfraquecer a relação do profissional com o paciente e o time de trabalho. Da mesma forma, o autoconhecimento e autocuidado empoderam significativamente o indivíduo a gerenciar sua vulnerabilidade e estresse, de forma a integrar seus valores, necessidades pessoais e bem-estar com as demandas do trabalho[12].

> Ela estava internada, aguardando um transplante de pulmão e teria que ser transferida para outro hospital. Então o que eu fiz? Pesquisei, comecei a me planejar para entender como seria feito o transporte da paciente quando surgisse o órgão e comecei a trazer a família dela para os mesmos cuidados. Pesquisei quantos cilindros de oxigênio seriam necessários para o transporte e deixar tudo programado. Era como se estivéssemos à espera de um milagre, esperar um pulmão certo, para a pessoa certa, na hora certa.
>
> **Relato n. 16**

Fortalecido com o desenvolvimento de autoconhecimento e autocuidado, o profissional que cuida está pronto para não só oferecer um cuidado integral, mas, principalmente, possibilitar uma vivência de cuidado. Essa vivência coloca todos os envolvidos no ambiente de cuidado e de cura de forma plena na situação, para que as conexões e as relações sejam mútuas. A presença genuína em cada momento de cuidado possibilita ao profissional identificar a real necessidade do paciente e família e direcionar o melhor recurso, seja ele técnico, seja ele emocional ou espiritual, para cada situação. São a partir dessas conexões que a interação paciente, família e profissional se torna única, proporcionando importantes reflexões a quem cuida.[13]

> (...)
>
> Essa história me fez compreender que mesmo passando por muitas experiências, nós nunca sabemos o que as pessoas sentem. Eu já era mãe naquela época e ao ouvir a mãe da paciente dizer que a perda da filha iria refletir o tempo inteiro por causa da irmã gêmea, pude sentir isso profundamente e me fez dar mais valor à minha família, ao meu filho e à uma série de outras coisas. Fez também com que eu ouvisse mais e melhor o paciente, porque sempre vamos com a postura de ter que falar, orientar, explicar e aprendi que tem hora que somos o mestre, mas tem outras horas em que somos apenas um aprendiz. E nas histórias que vivemos na área de Oncologia, somos mais aprendizes do que mestres.
>
> **Relato n. 14**

Normalmente, profissionais de saúde se depararem com situações semelhantes entre pacientes e já vivenciadas em momento pretérito ou, até mesmo, no presente. Isso resulta em identificação e sensibilização do profissional com o paciente. A história vivida pelo paciente pode trazer esperança ou conforto para o profissional, sendo ele, naquele momento, quem recebe o cuidado.

> (...)
>
> "Nós não sabemos qual é nossa missão. Dizia ele, sem que eu tivesse perguntado algo sobre sua vida".
>
> Ele falava isso e eu sentia como se as palavras fossem para mim!
>
> **Relato n. 19**

A vulnerabilidade e a coragem são características de pessoas capazes de estabelecer conexões fortes e verdadeiras, sendo ambas intimamente correlacionadas. Outro interessante aspecto é que essas pessoas também apresentam forte senso de pertencimento e de valor próprio.[14]

Os profissionais da área de saúde lidam com sentimentos diversos que podem implicar desgaste físico e emocional, e a experiência de conviver com o câncer é um processo desafiador para todos os envolvidos – paciente, família e quem presta o cuidado –, que passam a se apoio em recursos tecnológicos ou não na tentativa de enfrentar a doença. O profissional de saúde é um ser humano e o sofrimento também o afeta, sendo que ele pode ou não superar essas emoções ao cuidar do paciente e sua família.[15-18]

> (...)
>
> Eu me emocionei, era próximo ao Natal e a família do paciente estava inconsolável. Comecei a chorar, o plantão foi muito difícil e eu estava exausta física e emocionalmente. Foi quando senti uma pessoa tocar meu ombro e enxugando minhas lágrimas, não acreditei! Era ela, a paciente do que eu contei a história no começo do meu relato. Ela estava com um sorriso lindo, me trazia um presente e me disse chorando: — Vim te agradecer e dizer que hoje meu médico oncologista me deu alta. Estou curada!!! Ela me abraçou e disse que precisava me contar essa notícia. Eu disse a ela que era Deus me mandando um presente por meio dela (...).
>
> **Relato n. 17**

O amor pelo cuidar, na perspectiva de atitude, o saber ouvir, a empatia e a compaixão são características que propiciam que o encontro entre o profissional de saúde e paciente se torne uma experiência. Esse encontro também pode ser tão significativo para o profissional, que ao se espelhar no ser humano à sua frente, encontre aprendizado e conforto para suas angústias e sofrimentos.

Relatos deste capítulo e do Capítulo 4

RELATO N. 13

Eu adoro conversar com pacientes idosos e havia uma paciente de 94 anos com muitos problemas de saúde, porém muito lúcida. No final dos meus plantões ela me contou sua história. Quando era recém-casada e morava no Rio de Janeiro, foi diagnosticada com tuberculose, sendo internada em um hospital específico em uma cidade serrana. Havia uma medicação que a fazia passar muito calor e a camisola grudava no corpo. Não tinha ninguém para conversar, pois sua família a visitava apenas aos domingos. Contou que todo dia ficava sentada vendo a vida passar esperando a sopa quente do jantar, até que num belo dia disse: — Eu não sinto nada, não tenho sintoma, vou fugir, vou sair daqui! Pegou a roupa do corpo e pediu dinheiro emprestado para um enfermeiro do hospital. Pegou um ônibus para São Paulo, sem nenhum documento. No ônibus ficou batendo papo com um senhor, naquela época os relacionamentos eram diferentes e se podia confiar mais nas pessoas. Ele deu um cartão para que ela procurasse uma pessoa em São Paulo que iria ajudá-la a se estabelecer na cidade. Chegando em São Paulo, foi bater na porta daquele endereço. O moço que atendeu a porta olhou bem para ela e disse que iria levá-la para um lugar em que ela pudesse ficar e a deixou na casa da mãe dele. Ela depois perguntou a ele por que a deixou na casa de sua mãe. Ele respondeu: — Porque você iria fugir de novo. E ela confirmou que iria mesmo.

Para a família, quando descobriram, ela avisou que fugiu porque estava cansada de ver a vida passar e queria vivê-la. Estabeleceu-se numa pensão e conseguiu um trabalho, encontrando sempre o rapaz que a ajudou até que por fim se apaixonaram, casaram e tiveram filhos. Foi muito difícil conseguir o divórcio pois o ex-marido não queria. Nunca mais voltou para o Rio de Janeiro com medo de a agarrarem e a deixarem lá, mas escrevia cartas para sua família avisando que estava aqui e bem.

Ela pediu o divórcio na década de 1940 e deve ter sido um escândalo. Nessa época, a mulher era quase nada, no entanto, essa senhora pegou as suas coisas e disse: não vou me conformar com essa vida! Eu não quero isso para mim e eu vou mudar! Veio para São Paulo e criou uma família, teve filhos! Achamos que o empoderamento feminino é apenas atual, mas, naquela época, ela foi uma prova disso. Lembro que nesse dia eu fui embora atrasada, porque ela era uma pessoa tão espetacular, dessas para você sentar e ficar batendo papo e só aprendendo. Às vezes, por uma coisa tão simples, não tomamos iniciativa e ela saiu com a roupa do corpo de um hospital, com dinheiro emprestado, abrindo mão de tudo, entrando num ônibus. Ela decidiu mudar a vida!

Ela estava ali, na cama, com várias comorbidades em virtude da tuberculose, afinal, o pulmão estava ruim. Apesar disso, não parecia que eu conversava com uma mulher de 94 anos, mas com uma mocinha. Fiquei encantada com a história dela. Temos tanto a aprender com essas histórias! Aprendi a não ficar esperando as coisas acontecerem e passei a ser mais ativa nas minhas escolhas. Se você quer algo, mexe-se e vá atrás! Podemos conseguir tudo o que quisermos!

RELATO N. 14

Havia uma jovem paciente com câncer já em fase extremamente avançada que tinha uma irmã gêmea. Ela sofria muito quando tínhamos que passar uma sonda para drenar a urina, pois quase sempre esse processo era refeito algumas vezes em função do sangue que ela perdia pela sonda, formando grumos que obstruíam o instrumento. Era realmente um procedimento muito difícil para ela, porque, geralmente, ficávamos por horas tentando. Ela tinha uma uretra de difícil acesso, que saiam coágulos o tempo inteiro, dificultando demais o trabalho.

Quando recebi as informações sobre essa paciente, soube também que ela era muito solicitante, com uma família com problemas significativos. Nesse dia, eu teria que trocar a sonda vesical e, quando entrei no quarto, observei que a mãe dela estava muito angustiada, pois a doença da sua filha estava avançada. Notei também que a paciente estava aflita e chorava muito. Num primeiro momento, não iniciei o procedimento, pois preferi ouvi-la, conversar um pouquinho, perguntar o porquê ela estava chorando e o que estava acontecendo. No princípio, ela apresentou certa resistência e foi também um pouco ríspida. Tentei, então, conversar com a mãe, que me contou que a filha tinha uma cirurgia pré-agendada, e que isso a preocupava, bem como a toda família. A mãe também comentou que estava com medo de perder sua filha e que a família toda estava muito ansiosa. Nesse momento, a paciente começou a chorar muito. Observando que ela tinha um terço e alguns santinhos no quarto, disse:

— Eu não sei o que você está sentindo, como também não posso imaginar o que a sua mãe está sentindo, mas queria pedir uma coisa, por mim e por você. E, olhando fixamente para ela, continuei: — Antes de repassarmos a sonda, vamos rezar juntas?

Ela tinha uma dor grande, uma dor na alma por medo da morte, da cirurgia que ela esperava, pela preocupação com a mãe que se mostrava fragilizada grande parte do tempo. A mãe comentava que não sabia o que faria se perdesse a filha, que olharia o tempo inteiro para a irmã e refletiria sobre tudo de maneira dolorosa, que não esqueceria aquilo momento algum. Para a dor da paciente, não adiantava mais administrar morfina. Ela já recebia morfina contínua, pelo menos a cada duas horas nós a medicávamos. Mesmo com uma dose a mais, a cada 2 horas. Na realidade, a principal dor dela era a dor da alma.

Lembro-me de pedir a ela que segurasse a minha mão para fazermos a oração. Eu disse que sozinha não poderia fazer nada por ela, mas que Deus iria acalmar seu coração; pedi a ela que colocasse sua fé em primeiro lugar e que, por meio daquilo, Deus poderia fazer algo por ela. Então, perguntei se ela acreditava em Deus e, nesse momento, nos abraçamos e ela chorou muito. Confesso que chorei também, porque foi algo muito forte. O abraço dela me passou um sentimento de desespero, como se ela estivesse se entregando.

Quando falei de Deus para ela, tive a impressão que a mesma estivesse pedindo algo e que não estava recebendo, pois estava sofrendo muito, mas que quando alguém viu que ela tinha fé e pediu que se concentrasse em Deus, era como se ela recebesse uma resposta de Deus, como se Ele dissesse que estava com ela.

Ao me abraçar, ela disse que esperou muito por uma resposta de Deus, que teve a impressão que Ele tinha virado as costas para ela, mas que quando eu pedi para fazer uma oração por ela, foi como se um anjo viesse e falasse que Deus estava com ela. Isso mexeu comigo por vários dias.

Peguei na mão dela e juntas fizemos uma oração, respeitando nossas diferentes religiões, mas com o cuidado em Deus. Depois disso, ela ficou mais calma e o procedimento foi realizado com tranquilidade. Quando terminou o procedimento, a mãe dela saiu do quarto, me abraçou e agradeceu, pois ela sabia que tudo aquilo tinha sido muito importante para sua filha. Naquela noite, a paciente finalmente dormiu, como não o fazia há uma semana.

Essa história me fez compreender que mesmo passando por muitas experiências, nós nunca sabemos o que as pessoas sentem. Eu já era mãe naquela época e ao ouvir a mãe da paciente dizer que a perda da filha iria refletir o tempo inteiro por causa da irmã gêmea, pude sentir isso profundamente e me fez dar mais valor à minha família, ao meu filho e à uma série de outras coisas. Fez também com que eu ouvisse mais e melhor o paciente, porque sempre vamos com a postura de ter que falar, orientar, explicar e eu aprendi que tem hora que somos o mestre, mas tem outras horas em que somos apenas um aprendiz. E nas histórias que vivemos na área de oncologia, somos mais aprendizes do que mestres.

RELATO N. 15

Deu entrada na unidade de internação que eu trabalhava um médico neurologista e fui responsável por fazer a sua admissão. Então me tornei a enfermeira referência dele. Ele era jovem e até lançou um livro enquanto fazia o tratamento oncológico. Ele era do Nordeste e estava acompanhado pela irmã e tinham um apartamento próximo ao hospital. Ele estava terminando a residência médica e iria assumir uma equipe como era neurocirurgião. Ele chegou com muita expectativa de cura mesmo com o câncer gástrico já em estado avançado. Instalei o primeiro ciclo de quimioterapia dele, mas a doença continuou progredindo. Em todas as suas outras internações nós tivemos contato, mesmo quando eu não cuidava diretamente dele.

Ele estava sempre otimista, mas no momento que ele entendeu que a doença avançou, ele começou a mudar, a ter um comportamento que não era dele; um comportamento que eu não reconhecia. Ele ficou agressivo, era ríspido com as pessoas, maltratava a equipe de enfermagem. As pessoas que eram mais próximas resistiam à dureza dele, pois sabiam que aquilo era uma proteção. Acho que ele apresentou esse comportamento como uma forma de proteção porque não aceitava o que estava acontecendo. Questionava que a sua vida estava indo tão bem antes do adoecimento e agora nem a possibilidade de se tratar ele tinha mais.

A doença avançou muito rapidamente e quando entrou em isolamento de contato, ele passou a ficar muito mais tempo dentro do quarto, o que prejudicou o seu bem-estar. Ele ficou muito mais agressivo com a equipe toda; maltratava as pessoas. Comigo também ele usava palavras rudes, mas eu não me intimidava por aquilo. Eu tinha uma grande liberdade de falar para ele parar com isso, e lhe dizia "o problema não é com as pessoas, é com a doença, está todo mundo aqui cuidando de você, a gente quer cuidar de você".

Ele falava palavras duras, mas em nenhum momento eu deixei aquilo me abater. Depois ele chorava e pedia desculpas e a gente continuava conversando. Uma pessoa por quem criei um carinho muito grande.

Houve um dia que me marcou muito, me lembro até hoje. Ele estava com uma ileostomia (orifício na região abdominal com uma bolsa para coletar fezes) que o incomodava bastante que drenava muito líquido ao redor da bolsa e a incisão cirúrgica estava aberta. Mesmo limpando ao redor da bolsa, a ileostomia com maior frequência, a bolsa se descolou da pele; o técnico de enfermagem fez toda a higiene dele, mas quando eu fui realizar a coleta de sangue logo cedo, ele me disse que não suportava aquele cheiro, disse que estava podre, que a vontade dele era tomar um banho, mas estava muito fraco, tinha perdido muito peso e ele olhou para mim e disse: — É possível me dar um banho agora? Porque eu não estou tolerando esse cheiro, está me fazendo mal. Eu falei para ele que estava quase na passagem de plantão, mas que pediria para o pessoal da manhã priorizar o banho dele. Ele se sentou na cama, começou a chorar e falou assim: — Para uma pessoa que operava cabeça até ontem, não ter condições de tomar banho sozinha, é humilhante demais, por que Deus não me leva? Só o que eu queria hoje era um banho. Larguei o que eu estava fazendo, falei para os colegas da equipe que ia entrar no banho dele. Naquele dia eu passei o plantão atrasado, dei banho nele e sai uma hora e meia depois do meu horário para finalizar tudo o que precisava e fui embora com a consciência tranquila. Todos os dias que chegava no plantão e o via, ele sempre comentava aquele fato, do quanto foi importante para ele aquele banho.

Às vezes uma determinada coisa parece não ser muito importante. Queremos respeitar as nossas atividades, regras, horários, mas esse episódio foi muito marcante tanto para mim, que pude fazer algo por ele, quanto para ele, que pode ser ajudado em sua principal necessidade naquele momento.

RELATO N. 16

Cuidei de uma paciente que estava na fila para fazer transplante de pulmão. Eu imaginava qual seria o destino dela, mas mesmo sabendo que o prognóstico estava praticamente fechado, precisava cuidar de toda a família dela que estava ao seu redor. Foi um trabalho de formiguinha, conquistando as filhas dia a dia para conseguir fazer com que elas entendessem que todo o trabalho que estávamos fazendo com a mãe delas se estendia também para fora do hospital, pois o transplante seria feito em outra instituição.

Ela estava internada, aguardando o transplante e teria que ser transferida para outro hospital. Então o que eu fiz? Pesquisei, comecei a me planejar para entender como seria feito o transporte da paciente quando surgisse o órgão e comecei a trazer a família dela para os mesmos cuidados. Pesquisei quantos cilindros de oxigênio seriam necessários para o transporte e deixar tudo programado. Era como se estivéssemos à espera de um milagre, esperar um pulmão certo, para a pessoa certa, na hora certa.

Para minha grande surpresa o órgão que ela precisava receber apareceu justamente quando eu estava de plantão! As orientações eram muito específicas: "a paciente precisa ir para tal lugar, em tal hospital, na hora X". Imaginem meu desespero! Precisávamos de uma remoção por ambulância e precisei esclarecer com muita veemência com o setor responsável pelo transporte que era uma situação especial, era uma emergência, não poderíamos esperar o tempo que a empresa estava informando. Por fim chegaram duas ambulâncias ao mesmo tempo e conseguimos que o transporte fosse realizado com a ambulância direcionada pelo convênio médico para que eles não tivessem um gasto ainda maior. A filha pegou na minha mão e disse "eu sabia que ia ser no seu plantão que isso aconteceria, sabia que ia ser com você, muito obrigada! Eu tinha o contato do hospital pela necessidade de confirmar a chegada dela e com isso telefonava de hora em hora para saber como tudo estava. Infelizmente ela sobreviveu pouco tempo após a realização do transplante

No nosso modelo assistencial no HAOC, falamos muito de paciente e família, e nesse momento eu precisei cuidar da família! Foi muito difícil que a família compreendesse que o tratamento poderia não ser efetivo e que tinha grandes riscos. Ela ficou internada três meses, utilizava um cateter de oxigênio. O transplante era a única esperança dela, mas podia não dar certo.

A enfermagem é linda, conseguimos cuidar do nascimento até o pós-morte, e foi justamente o que aconteceu: cuidei da família até após a morte da paciente. A filha voltou para agradecer a equipe, mandou uma mensagem muito bonita, dizendo que a mãe dela lutou muito, e que tinha sido cuidada por anjos, e que eles entendiam que o processo dela tinha finalizado aqui. Ela trouxe uma lembrancinha para cada um em nome da paciente. Isso foi muito gratificante porque enxerguei a importância de você não apenas pensar no problema daquele paciente, mas pensar em quem está ao seu redor e como isso os está afetando. O transplante era a esperança, mas era importante que considerassem que poderia não dar certo. E ajudei nesse processo. Foi muito gratificante porque a filha da paciente pôde viver a perda com a consciência tranquila. Ela compreendeu que eles não perderam, que eles só passaram por um processo que era necessário para o aprendizado deles. A filha me disse que conseguiu voltar à sua vida mais rápido, porque estava com a cabeça tranquila, e que conseguiu se cuidar de tanto que me ouviu dizer que a gente tinha que cuidar do próximo, mas da gente também (...).

Foi mesmo um trabalho de formiguinha conquistar essa família. Eu via que ela bordava; fazia "ponto cruz". Daí eu verificava na internet ver coisas de ponto cruz, para no outro dia ter esse assunto para conversar com elas, poder puxar um assunto, sabe?

Essa história foi muito importante para a minha experiência profissional, eu aprendi que você precisa entender a necessidade íntima de cada pessoa que você cuida. E precisa fazer eles entenderem nas entrelinhas que a gente estava ali para cuidar, mesmo que tudo desse errado, quer dizer, não que desse errado, essa palavra é forte, mas que o processo não tivesse um retorno tão positivo para ela. Ela entrou aqui, ficou três meses, foi para uma outra instituição depois que apareceu o órgão e faleceu após sete dias.

No dia do transplante, durante meu plantão, telefonava de hora em hora para saber notícias. Ela chegou a acordar, mas faleceu sete dias após o transplante. A família estava preparada para receber essa notícia. Eles voltaram aqui para agradecer, escreveram uma carta muito carinhosa dizendo o que cada um da equipe tinha feito por eles, e a minha parte era justamente essa, do preparo deles para a possibilidade da perda, como receber essa eventual notícia, que eles sabiam que tinham feito tudo que podiam, e tudo o que tinham feito pela mãe, e que aquilo não era um resultado de desleixo, uma falha, que isso era simplesmente um processo natural da vida.

Aprendi o protagonismo colaborativo, que é um dos calores do HAOC e foi exatamente o que aconteceu. Você dar mais no momento que precisam de mais, você sair da sua zona de conforto e fazer mais porque você tem uma paciente, uma vida, um órgão ali esperando pelo paciente. Só que tem uma parte que não está no protocolo, sabe? Você precisa ir além, ir lá e fazer. O que eu aprendi foi o fazer mais! Você chegar ali e não fazer só o que está escrito, é pensar "eu sou o enfermeiro e fiz parte do processo de viabilizar um transplante!" É fazer a diferença, até nos pequenos momentos. Essa família era religiosa e escutava toda noite o programa de rádio do Eli Correia, eu sei porque minha mãe também escuta. Todo dia às 9 da noite eles faziam uma oração junto com a rádio. Um dia ela me chamou para participar e me senti tão lisonjeado de ter sido chamado, não pela religião, mas por ser chamado para fazer parte de um momento que os inspiraram a ter força. E o que dá força para pessoa que eu estou cuidando é o que é importante para mim também. De novo, é fazer além.

RELATO N. 17

Cuidei de uma paciente oriental que internou para realizar biópsia de um tumor no ovário. Ela era jovem, casada, tinha uma filha adolescente e era dentista. Ela era muito tímida e tinha vários receios. Como era evangélica, seu quarto estava sempre cheio dos irmãos da igreja e ela dizia estar muito confiante em Deus.

Desde o início eu tive o prazer de realizar o acolhimento com ela e suas famílias, a de sangue e a espiritual. Após a biópsia, um câncer foi diagnosticado e a aceitação foi uma fase muito difícil afinal, a doença é frequentemente percebida como uma ameaça a vida, pelo estigma que o câncer carrega. Ela chorava sempre comigo.

Tentei ao máximo sanar as dúvidas e tirar um pouco do rótulo que essa doença traz, muitas vezes pela falta de informação. Criamos um vínculo e para a minha sorte, eu estava de plantão quando a quimioterapia começou. Ela estava disposta a fazer o que fosse preciso para ficar bem. Aos poucos o medo foi passando e ela foi de alta com a proposta de realizar os outros ciclos de quimioterapia no ambulatório. Combinamos que eu a aguardaria quando retornasse para a cirurgia de retirada do tumor, que seria em aproximadamente dois meses.

Quando ela internou novamente para a cirurgia, estava muito debilitada, pesava seis quilos a menos e o pós-operatório foi difícil pois ela sentia muita dor. Assim que saiu o resultado da biópsia de congelação, a família comemorou muito pois as margens eram livres e havia uma grande chance de cura. Nós ficamos bem felizes. Após uma semana ela foi de alta, agradeceu a todos nós pelo cuidado e continuaria o tratamento no ambulatório.

No final do ano seguinte, eu finalizava minhas anotações de um plantão muito agitado quando ouvi gritos do final do corredor e de alguém desesperado. Tínhamos acabado de receber um paciente oncológico com trombose venosa naquele quarto e ao meu lado, no posto de enfermagem, estavam a médica oncologista desse paciente e sua assistente. Corremos em direção ao quarto e identificamos que o paciente estava em parada cardiorrespiratória e os gritos eram da esposa. Ficamos mais de uma hora tentando reanimar esse paciente com o apoio de vários profissionais, mas ele não resistiu.

Eu me emocionei, era próximo ao Natal e a família do paciente estava inconsolável. Comecei a chorar, o plantão foi muito difícil e eu estava exausta física e emocionalmente. Foi quando senti uma pessoa tocar meu ombro e enxugando minhas lágrimas, não acreditei! Era ela, a paciente do que eu contei a história no começo do meu relato. Ela estava com um sorriso lindo, me trazia um presente e me disse chorando: — Vim te agradecer e dizer que hoje meu médico oncologista me deu alta. Estou curada!!! Ela me abraçou e disse que precisava me contar essa notícia. Eu disse a ela que era Deus me mandando um presente por meio dela (...).

Nunca vou esquecer esse dia. Essa paciente me marcou porque acredito que foi um presente de Deus para mim. Naquele dia eu estava muito triste, pois aconteceram tantas coisas que me fizeram sentir que tudo o que eu fazia não era suficiente e do nada ela apareceu para me contar que ela estava curada. Foi um presente para mim. Eu a acompanhei desde o início. Na oncologia há muitas perdas, mas ela me marcou porque esse foi um dia especial. É muito gostoso ver a pessoa feliz, chorando de alegria.

Ela passou por quase um ano de tratamento e estava chorando de alegria. Eu tinha acabado de consolar uma família que estava chorando de tristeza. Foram dois extremos. Nós não temos muito contato com a cura. Cuidamos desses pacientes, eles vão para o ambulatório e não voltam mais e nós não sabemos o que acontece depois. Foi tudo muito emocionante para mim.

Esses contrastes na área de oncologia, onde esperamos os extremos num mesmo plantão e o nosso lado humano frágil lidando com situações muito difíceis. Eu havia chorado junto com essa paciente quando ela descobriu o diagnóstico e nos emocionamos e choramos juntas quando ela estava curada.

Temos sempre que dar o nosso melhor. O vínculo que criamos a marcou, tanto que a fez voltar para compartilhar sua felicidade comigo. Ela sabia o quanto era importante que eu soubesse da sua cura. Ela sentiu a minha entrega profissional. Acredito que o vínculo com o paciente é o mais importante de tudo e isso faz toda a diferença no nosso trabalho.

RELATO N. 18

Cuidei de uma paciente jovem submetida a uma cirurgia em que aconteceram muitas intercorrências. Acompanhei a preocupação da mãe, teoricamente era uma cirurgia simples e, por ser mãe também, acabei me colocando no lugar dela.

Quando ela se desesperava, eu tentava acalmá-la da forma que eu gostaria que fizessem comigo.

Alguns dias se passaram e veio o diagnóstico do quadro da paciente decorrente das intercorrências e mesmo assim a família estava extremamente unida, mãe, pai e o irmão. A determinação daquela mãe imbatível, sempre estava do lado da filha, independente do que acontecesse.

A paciente teve uma boa recuperação, mas teve sequelas. Soube que está se recuperando e isso me deixa muito feliz! Feliz também pela gratidão da família aos profissionais que a atenderam e pelos ensinamentos que ela nos passou. A mãe falou dos valores que ela e a filha aprenderam aqui no hospital e que tudo na vida é um aprendizado.

Percebi o quanto uma estrutura familiar forte associada a bons profissionais consegue trazer de volta o paciente para a sua vida social. "Hoje ela é muito grata a todos os profissionais e percebemos o quanto isso fez a diferença para ela, o quanto se importar no momento em que a mãe estava em desespero fez a diferença para a vida dela".

RELATO N. 19

Como farmacêutico só comecei a ter uma visão mais próxima do paciente depois que comecei a trabalhar aqui, pois sempre lidei mais com materiais e medicamentos do que com pessoas. Entrei aqui direto na oncologia onde existem histórias e situações extremamente delicadas e alguns casos me ensinaram muito. Um deles aconteceu na época em que eu estava com uma queda de plaquetas e fui validar o medicamento (avaliação de medicamento trazido pelo paciente em relação à procedência, prazo de validade etc.) de um paciente no ambulatório. O paciente tinha mais ou menos a minha idade e me identifiquei com ele. Seu diagnóstico era leucemia e quando fui validar o medicamento, ele começou a conversar comigo, a me perguntar algumas coisas, há quanto tempo eu trabalhava com isso e se eu não achava muito triste. Contei que trabalhava como farmacêutico há alguns anos, mas em hospital era a primeira vez. Ele me contou de quando descobriu a leucemia, inclusive que era a segunda vez, pois teve quando era criança. Havia duas semanas que eu tinha feito meus exames e minhas plaquetas estavam em sessenta e poucos mil e estava muito assustado com isso pois tive que fazer uma investigação bem extensa, muitos tipos de exames. Ele me contou que encarava a leucemia como um desafio para a vida dele e não como uma doença. Disse que para dar conta de passar por aquilo, ele tinha que ver o que Deus estava propondo de lição para ele. "Nós não sabemos qual é nossa missão", ele me disse sem eu abordar nada, sem eu perguntar nada da vida dele. Ele falava isso e eu sentia como se as palavras dele eram para mim.

Ele contou que a sua família dava muito apoio para ele e que isso era o mais gratificante e comparei que a minha família também estava me apoiando muito. Ele disse que independente do diagnóstico de leucemia e de tudo o que estava vivenciando por causa da doença, ele não se sentia inferior e que iria lutar para melhorar. Disse que a missão dele era mostrar para as outras pessoas que existem situações muito piores que as pessoas vivem no cotidiano. A fala dele foi me motivando, eu estava em uma situação ruim, mas a dele era muito pior. Posteriormente eu descobri que tinha purpura trombocitopênica idiopática sazonal, que não tem uma causa aparente e agora eu faço o monitoramento.

Esse menino falava de um jeito que parecia que era para mim. Depois de uns meses, eu fiquei sabendo que ele faleceu. Fiquei tocado porque que encontrei com esse menino uma vez na vida para ele me dar uma lição: independente do que acontece na nossa vida, temos que ver que existem situações muito piores, que a nossa situação às vezes nem sempre é a pior e que o que nos foi dado é porque alguma coisa temos que desenvolver.

Mais recentemente, agora que estou na clínica, aconteceu outra situação em que fui validar uma medicação de uma paciente. Essa paciente idosa tinha uma perna amputada e a minha avó estava com um câncer na perna, uma doença séria e ela já tinha feito duas cirurgias. Quando a conheci ela estava muito feliz, muito alegre, comunicativa e eu contei a história dela para minha avó. Isso a deixou mais motivada a dar continuidade a seu tratamento, ela a princípio precisará fazer radioterapia e não será necessário fazer nada de muito drástico.

No hospital vivemos situações que nos possibilitam crescer, tanto em nosso lado humano como no lado profissional. Sou uma pessoa muito diferente daquela que no passado entrou aqui. Tenho um carinho maior pelas coisas que acontecem na minha vida e na vida de quem está próximo. Os nossos problemas não são tão grandes como os colocamos. O caso deste menino e desta senhora foram uma grande lição de vida para mim.

Referências bibliográficas

1. Koloroutis M. Cuidado baseado no relacionamento: um modelo para a transformação da prática. Fátima Silvana Furtado Gerolin (Coord.). São Paulo, Atheneu; 2012. p.27.
2. Boff L. Saber cuidar: ética do humano – Compaixão pela Terra. Petrópolis, Vozes; 2017.
3. Waldow VR. Cuidar: expressão humanizadora da enfermagem. Petrópolis, Vozes; 2007.
4. Formiga NS. Os estudos sobre empatia: reflexões sobre um construto psicológico em diversas áreas científicas. Porto (Portugal), O portal dos psicólogos; 2012.
5. Decety J, Yang CY, Cheng Y. Physicians down-regulate their pain empathy response: An event-related brain potential study. NeuroImage. 2010;50 (4):1676-82.
6. Gleichgerrcht E, Decety J. The relationship between different facets of empathy, pain perception and compassion fatigue among physicians. Frontiers in Behavioral Neuroscience. 2014;8 (243).
7. Singer T, Tusche A. Understanding others: brains mechanisms of theory of mind and empathy. Neuroeconomics. Elsevier; 2014.
8. Benjamim A. A entrevista de ajuda. São Paulo, Martins Fontes; 1983.
9. Mesquita AC, Carvalho EC. A Escuta terapêutica como estratégia de intervenção em saúde: uma revisão integrativa. USP, Rev Esc Enferm. 2014;48 (6):1127-36.
10. Randão J. Dicionário Mítico-Etimológico. Petrópolis, Vozes; 1991. v. I.
11. Peixoto MM. Mourão ACN, Serpa Junior OD. O encontro com a perspectiva do outro: empatia na relação entre psiquiatras e pessoas com diagnóstico de esquizofrenia. Ciênc. Saúde Colet. 2016 mar;21 (3). Disponível em: https://doi.org/10.1590/1413-81232015213.04782015. Acesso em 20 maio 2019.
12. Watson J. Nursing: Human Science and Human Care – A Theory of Nursing. National League of Nursing Press, New York; 1999.
13. Senge P et al. Presença: propósito humano e o campo do futuro. São Paulo, Cultrix; 2007.
14. Brown B. Daring greatly: How the courage to be vulnerable transforms the way we live, love, parent, and lead. New York (NY), Gotham Books. Kindle Edition; 2012.
15. Kluser SR, Terra MG, Noal HC, Lacchine AJB, Padoin SMM. Vivência de uma equipe de enfermagem acerca do cuidado aos pacientes com câncer. Rev RENE. 2011;12 (1):166-72.
16. Pinto MH, Cruz MF, Cesarino CB, Pereira APS, Ribeiro RCHM, Beccaria LM. O cuidado de enfermagem ao paciente oncológico fora de possibilidade de cura: percepção de um grupo de profissionais. Cogitare Enferm. 2011;16 (4):647-53.

17. Santana JCB. Avanços tecnológicos e os limites dentro de uma unidade de Terapia Intensiva no processo ético do cuidar: significado para os acadêmicos de enfermagem. Rev Bioethikos (Internet). 2008;2 (1):73-80. Disponível em: http://www.saocamilo-sp.br/pdf/bioethikos/60/07.pdf. Acesso em 26 jul 2019.

18. Salimena A, Teixeira S, Amorim T, Paiva A, Melo M. Estratégias de enfrentamento usadas por enfermeiros ao cuidar de pacientes oncológicos. Revista de Enfermagem da UFSM. 2013;3 (1):8-16.

Capítulo

7

Cuidar de você e de sua família mostrou que eu consigo relevar sentimentos ruins gerados pela sua maneira de transmitir emoções

Angela Bugui
Gabriela Cintra Sampietri Ramalho
Ingrid de Almeida Barbosa

Imagine-se um profissional da saúde, caso não o seja. Você é enfermeiro, ou técnico de enfermagem, nutricionista, fisioterapeuta, enfim, você trabalha em um hospital. Preparou-se para estar onde está hoje. Estudou, se dedicou, fez diversos cursos, e gosta muito do local onde trabalha. Você ama o que faz. Porém, hoje, está sendo particularmente um dia daqueles! Sabe aquele dia em que "derramamos o leite"? Então, está dando tudo errado! Você perdeu a hora, o ônibus não passou, você não conseguiu tomar café da manhã e está chegando atrasado no trabalho. Apesar do dia ter começado de maneira conturbada, você finalmente iniciará sua jornada de trabalho.

Hoje você cuidará de três pacientes, entre eles o sr. José, o qual você não conhece. Você se prepara, verifica com o plantão anterior como ele passou a noite e coleta todas as informações antes de entrar no quarto. Então, você bate na porta e entra. Apesar do quarto escuro, com as janelas fechadas, o sr. José está acordado e olha na sua direção. Você abre um sorriso e diz:

— Bom dia, sr. José! Tudo bem?

E então ele responde, com um elevadíssimo grau de grosseria: Tudo bem? TUDO BEM? Qual o seu problema em perguntar se alguém nas minhas condições está bem? Não leu o que eu tenho antes de entrar aqui? Saia e mande uma pessoa competente voltar para cuidar de mim!

Pois é, alguns dias são particularmente desafiadores. Estudamos para cuidar de pessoas em condições adversas de saúde, realizar com extrema competência um curativo delicado, prescrever a dieta mais apropriada ou mesmo reabilitar alguém com diferentes necessidades. No entanto, muitas vezes, não nos preparamos para lidar com a maneira do outro em transmitir suas emoções, em especial, quando são raiva, indignação, inconformismo, medo, desconfiança, incredulidade, revolta, dentre outras milhões de possibilidades relacionadas ao ser humano. Mas, sejamos sinceros: em um hospital, onde as notícias ruins, os diagnósticos difíceis e os procedimentos dolorosos acontecem diariamente, a chance desses sentimentos estarem presentes no paciente ou em seus familiares é enorme. Portanto, o que fazer? Será que podemos nos preparar para lidar com situações como essas? Será que é possível relevar a maneira rude com que o outro, eventualmente, nos trata, e seguirmos inabaláveis com o propósito de "cuidar"?

Por que nós, profissionais de saúde, estamos aqui?

Cuidar é complexo, pois cada ser humano é único em suas dimensões físicas, espirituais, sociais e psicológicas. Além disso, tal complexidade promove infinitas possibilidades de resposta ao estresse, à doença, ao desconhecido e às mudanças causadas por uma condição específica de saúde, fazendo que a fórmula de sucesso para um cuidado efetivo esteja muito longe de ser simples. Entretanto, cada um de nós, profissionais de saúde, independentemente da profissão escolhida, nos propusemos a enfrentar esse grande desafio que é lidar com a complexidade humana e, de maneira ainda mais profunda, em uma situação de doença.

Exercer uma profissão, seja ela qual for, exige do profissional profunda preparação educacional, com uma construção apropriada de conhecimentos e habilidades específicas, permeados por componentes éticos, crenças e valores. Na área da saúde, habilidades adicionais, como o altruísmo ou o desejo de ajudar o próximo, são consideradas essenciais nesse processo de construção de identidade profissional. A enfermagem, por exemplo, define quatro características principais de sua atuação na contemporaneidade, a saber: 1) atenção para toda a gama de experiências humanas e todas as respostas à saúde e à doença, sem restrições para uma orientação focada no problema; 2) integração de dados objetivos com conhecimento adquirido para formar a compreensão da experiência subjetiva do paciente; 3) aplicação de conhecimento científico aos processos de diagnóstico e tratamento; e 4) prover um relacionamento cuidadoso que facilite a saúde e a cura.[1] Nesse sentido, e ampliando o conceito para todas as profissões da área da saúde, não apenas cuidados da doença, mas temos nas mãos o enorme desafio de tratar e cuidar da pessoa que está doente em determinando momento e contexto, considerando suas particularidades biopsicossociais e espirituais.

Para tanto, os profissionais da área da saúde precisam desenvolver, além das habilidades técnicas essenciais, um conjunto de habilidades interpessoais que promovam um ambiente de cuidado adequado, com relacionamento respeitoso e saudável com o outro, por meio de uma comunicação clara e efetiva.

A importância de uma comunicação interpessoal adequada

A comunicação interpessoal pode ser entendida como um processo pelo qual ocorre compreensão e compartilhamento de mensagens enviadas e recebidas, sendo que o conteúdo dessas mensagens, bem como a maneira como elas são recebidas, exerce influência no comportamento presente e futuro dos envolvidos. Cada momento da comunicação é único e ausente de repetição, pois, mesmo que tenhamos que dizer a mesma coisa várias vezes, o faremos de maneiras diferentes, influenciados pelos sentimentos, pelo ambiente e, claro, pelo dinamismo de cada momento.[2]

Os elementos do processo de comunicação são: o emissor (remetente da mensagem); o receptor (destinatário da mensagem); e a mensagem propriamente dita. Portanto, o processo de comunicação pode ser resumido em: aquele que diz, com que intenção, como e em que condição ou contexto, para quem e com que efeito.[2]

As mensagens, ou o conteúdo da comunicação, podem ser transmitidas de forma verbal ou não verbal. Permeando essas formas, há a também a comunicação paraverbal, que é a maneira como as mensagens são ditas, ou seja, o tom da voz, o ritmo ou mesmo a maneira de expressão. É através do paraverbal que o indivíduo pode identificar no outro, sentimentos diversos, como raiva, desprezo, dúvida, entre outros.[2]

Comunicação verbal refere-se ao uso de palavras expressas por meio de fala ou linguagem escrita. A comunicação verbal efetiva é fundamental no cotidiano dos profissionais de saúde, pois evita ruídos e mal-entendidos. Já a comunicação não verbal engloba todas as manifestações não realizadas por meio de palavras. E quando dizemos "todas" as manifestações, é porque, de fato, estamos sempre nos comunicando, ainda que estejamos em silêncio. Sendo assim, não podemos afirmar que em determinado momento "não houve" comunicação, e sim que em determinado momento a comunicação foi "ineficaz" ou "inadequada".[2]

A compreensão da comunicação não verbal pelo profissional de saúde é fundamental, visto que o ser humano se comunica de maneira não verbal em cerca de 93% de toda a sua forma de interação. Apenas 7% das informações dadas pelas pessoas são transmitidas verbalmente.[2] A importância de compreender o não verbal fica clara quando nos deparamos com o depoimento a seguir, em que um paciente se expressa por meio do seu posicionamento no leito, mostrando que não quer interagir num determinado momento:

> Quando cheguei no quarto, me identifiquei. Ele estava deitado sempre do lado esquerdo. Eu não entendia o porquê, mas ele estava sempre na mesma posição, de frente para o sofá do acompanhante. (...) Depois ele me explicou isso dizendo: — Eu não queria contato com o mundo externo.
>
> **Relato n. 21**

No trecho, o profissional não conseguiu decodificar, num primeiro momento, que o posicionamento no leito transmitia uma mensagem: não quero conversar com você! Talvez, após conhecê-lo mais profundamente e cuidar dele por diversos dias seguidos, o profissional pudesse reconhecer a mensagem. Nesse caso, ela foi clarificada verbalmente pelo próprio paciente. Mas, em diversas situações, a habilidade de decodificar mensagens não verbais poderá trazer a capacidade de interação mais efetiva e de qualidade com o paciente ou seu familiar, como nos relata a nutricionista:

> Depois de um tempo, eu e a esposa do paciente começamos a nos entender pelo olhar, pois eu não sabia se ele ia aceitar quando eu passasse as opções de dietas, ou se era um dia que era melhor eu mesma fazer o pedido, baseada no que ele gostava e poderia comer. Então ela fazia um sinal com o olhar, do tipo "hoje ele não está bom para conversar", ou "hoje é um bom dia". Assim, aos poucos, ela se sentia mais à vontade para falar comigo em relação ao comportamento do seu marido.
>
> **Relato n. 24**

Já no trecho do relato a seguir, fica extremamente clara a importância de que o profissional de saúde tenha habilidades de comunicação efetivas, incluindo a decodificação das mensagens não verbais:

> Durante todo o plantão o Sr. Fabrício ficou mais calado e nada parecia agradar. Pensei ser um dia ruim como todos nós temos, mas este mesmo comportamento perdurou nos dias que seguiram. Ele não mais contou suas repetidas histórias de quando era mais jovem ou mesmo reclamou quando reforcei a mudança de decúbito (...).
>
> **Relato n. 26**

A análise da comunicação interpessoal exige que o profissional esteja atento a cinco fatores principais:

- **Situação:** o contexto em que ocorre a comunicação. Nesse sentido, o "ambiente" pode contribuir positivamente ou negativamente no processo comunicacional. Assim, ter uma conversa com um paciente em um corredor de pronto-socorro, por exemplo, ou em uma sala silenciosa, pode mudar radicalmente a maneira como uma mesma mensagem é compreendida pelo receptor.
- **Interlocutores:** sempre, em um processo de comunicação, a interação entre as pessoas faz que elas sejam, ao mesmo tempo, emissores e receptores. Portanto, ainda que estejamos apenas ouvindo, há comunicação por meio de sinais não verbais, como gestos, olhares e postura.
- **Mensagem:** refere-se ao conteúdo a ser transmitido.

- **Signos:** representados pelos sinais ou símbolos utilizados na emissão da mensagem.
- **Meios:** meios utilizados para passar a informação que desejamos.[3]

Longe de esgotarmos o tema "comunicação em saúde" neste tópico, tornamos claro apenas que nos comunicar adequadamente com o paciente exige compreendermos que esta é uma habilidade a ser estudada profundamente e treinada, e que pode nos ajudar de sobremaneira no processo de interação efetiva com o outro. A comunicação efetiva em saúde pode nos trazer a compreensão de que, nem sempre, um "bom dia!" É a maneira mais adequada de iniciar uma interação com o paciente, evitando situações desconfortáveis, como descritas anteriormente. Adicionalmente, compreendermos o não verbal nos permitirá uma interação mais efetiva, e porque não dizer terapêutica, cumprindo nosso propósito em curto, médio e longo prazos com a pessoa que nos propusemos cuidar.[4] Observe como isso pode acontecer, no trecho a seguir:

> (...)
>
> Eu tentei puxar algum assunto com ele, porém o mesmo só respondia com a cabeça. Pedi permissão para fazer a medicação e aí eu falei para ele: — Olha! Eu preciso fazer sua medicação agora, posso? Ele olhou para mim e consentiu com a cabeça, sem dar nenhuma palavra. Conversei um pouco mais com ele e tentei puxar assunto, porém ele era bem resistente. Eu tinha visto na ficha de internação que ele era ateu, porém tentei não falar sobre esse assunto. Saí do quarto e disse: — Geralmente a gente começa a trocar os lençóis entre nove e dez horas. O senhor quer deixar um horário marcado para eu voltar aqui? E ele respondeu com palavras: — Pode voltar daqui vinte minutos. Olhei pra ele e disse: — Vinte britânico ou vinte brasileiro? (risos). Ele sorriu, não respondeu nada e só sorriu. Era um comportamento bem diferente, porque até então ele não falava nada, não respondia (...). Eu saí do quarto e coloquei o celular para despertar em vinte minutos. Quando deu o tempo eu peguei o *hamper* e saí correndo para o quarto dele e disse: Veja! Vinte minutos. Ele sorriu novamente, levantou da cama e me deixou trocar. (...) Para mim foi um grande ganho, muito grande!
>
> **Relato n. 21**

Além disso, precisamos desenvolver a habilidade de compreender que os diversos sentimentos gerados pela doença podem se traduzir em maneiras "ruins" de transmitir emoções. Nesse sentido, estamos prontos para entender que essas reações são particulares de quem está vivenciando aquele momento? Em outras palavras, sabemos separar o que é um processo natural da vivência do outro e não da nossa vivência?

Compreendendo o significado de uma internação na vida do outro

Receber uma má notícia. Há uma infinidade de situações possíveis dentro desta frase. Uma má notícia pode envolver saber que você tem uma infecção e que terá que tomar um antibiótico com gosto ruim por 7 dias, ou pode ser receber a notícia de que tem uma doença progressiva e incurável, que o fará passar por um tratamento doloroso até sua inevitável morte em 3 meses. Seja qual for a má notícia para alguém, devemos estar sempre prontos para entender as reações inesperadas.

Ao cuidar do outro e interagir com ele nos deparamos com os mais diversos sentimentos e maneiras com que estes são transmitidos. O paciente pode sentir-se magoado ou chateado com a perda de uma função, um órgão, da autonomia (...) seu familiar pode estar com o mesmo sentimento ao vivenciar as perdas que percebe em seu ente querido. Ele pode estar sentindo uma tristeza profunda. Ele pode sentir culpa- será que agora eu não estaria perdendo minha perna se tivesse cuidado desse Diabetes? Ou, será que se eu tivesse feito meus exames de prevenção adequadamente, eu não teria descoberto este câncer em um estágio inicial? Porém, um sentimento específico gera situações que são comumente descritas pelos profissionais como grosseria, agressividade ou mesmo falta de educação: a raiva.

Segundo o dicionário Michaelis, raiva é definida como um "violento acesso em de fúria; cólera, ira" ou mesmo um "estado ou sentimento de rancor causado por irritação, aborrecimento ou rejeição".[5] Em nosso contexto, a segunda definição parece fazer mais sentido. Falamos aqui daquela raiva resultante de estarmos magoados. Viscott, em seu livro *A linguagem dos sentimentos*, aborda a raiva de modo bastante interessante ao clarificar que ele é apenas um nome que damos para uma ampla gama de sentimentos que resultam da mágoa ou da perda de algo ou alguém.[6] Isso porque quando algo nos fere, e aqui incluímos todas as notícias difíceis que um paciente ou seu familiar podem receber enquanto internados, a reação humana natural é a de colocar para fora essa dor. Portanto, não parece absolutamente normal que em um ambiente hospitalar tenhamos que lidar frequentemente com a raiva? Ainda, para o autor, "exprimir a raiva para com a mágoa que a causou permite que um ferimento emocional se cure", ou seja, a raiva precisa ter liberdade de manifestação, já que "a manifestação direta e adequada de raiva é parte necessária de uma vida emocional saudável".[6]

A manifestação da raiva pode ocorrer por meio da recusa de cuidados, tristeza, revolta ou mesmo impotência diante de decisões da vida. Nos trechos a seguir, veremos dois exemplos:

> Disse que no passado ele era uma pessoa muito autoritária, ativa, acostumado a dar ordens e tomar decisões importantes, e que agora com a doença ele ficava se sentindo impotente, porque via que estava enfraquecido perante as outras pessoas, por ter perdido todas as funções que exercia. Vendo tantas mudanças em seu corpo e sua vida por conta da doença, ele acabou se revoltando (...). Percebi que ele sofria e acabava fazendo todos sofrerem junto, eram poucos momentos de escape desse sofrimento.
>
> **Relato n. 24**

> Nem todos os pacientes e familiares conseguem lidar bem com o adoecimento, e principalmente com a gravidade do caso. Muitas vezes, essa dificuldade repercute nas equipes que estão assistindo aos pacientes, que se tornam bastante questionadores, solicitantes e resistentes ao tratamento oferecido.
>
> **Relato n. 27**

Mais do que compreender que as manifestações da raiva ocorrem através de reações ríspidas, falas mais agressivas ou maneiras aparentemente "mal-educadas" de tratar o outro, talvez o profissional de saúde tenha que ter em mente que é estratégico permitir a manifestação da raiva, afinal, uma vez manifestada, abre-se um caminho para sua cura, segundo Viscott: o que acontece quando permitimos que os sentimentos de raiva se manifestem naturalmente? Na medida em que o assunto é enfrentado, e com franqueza, a raiva, uma vez extravasada, desaparece.[6]

Mantendo uma prática profissional adequada, apesar dos sentimentos ruins transmitidos por meio do comportamento do outro

Em um ambiente hospitalar, os profissionais da ponta, ou seja, aqueles que possuem contato diário e contínuo com o paciente, vivenciam as mais diversas manifestações de sentimentos "ruins" que surgem em decorrência das várias situações vivenciadas em uma internação, seja pelo paciente, seja pelos seus familiares. Sabemos que o conhecimento técnico-científico é fundamental para prestar uma assistência adequada aos nossos pacientes. Porém, o cuidado efetivo vai muito além de procedimentos realizados ou dos medicamentos que são administrados; é necessário desenvolver habilidades emocionais para lidar com tais situações. A frase extraída de um dos relatos de profissionais de saúde exemplifica o que foi descrito anteriormente:

> Foi muito desafiador, pois não é aquele tipo de paciente que à primeira vista nos conquista, faz com que a gente sinta que nosso trabalho foi valorizado, ou alguém que agradece por termos passado no quarto e dá um *feedback* positivo. (...) Era alguém que sempre questionava, criticava.
>
> **Relato n. 23**

Tentar banir ou elaborar as emoções pode atrapalhar a relação que se tenta estabelecer com todos que estão ao nosso redor, em especial pacientes e familiares. Separar a razão e a emoção pode nos atrapalhar ao construir relações, pensando que nossas emoções permeiam nossas atitudes e tomadas de decisão. Dessa forma, nós profissionais da saúde, entendemos que além de nossas competências técnicas, desenvolver a inteligência emocional é indispensável para prestar assistência de qualidade, atendendo às necessidades físicas e emocionais dos pacientes.

A inteligência emocional é caracterizada pela capacidade do indivíduo em controlar seus impulsos e canalizar emoções de forma que conduza de maneira positiva para si e para os outros as mais diversas situações. Ela permite que o enfrentamento de situações desfavoráveis seja conduzido da maneira mais equilibrada possível.[5]

Desenvolver inteligência emocional possibilita lidar melhor com situações estressantes, melhorando a comunicação com o paciente em momentos de angústia e raiva, permitindo melhores tomadas de decisões, de maneira consciente, sem deixar que esses sentimentos ruins nos desviem do real propósito pelo qual estamos ali, como podemos observar no relato a seguir:

> Eu, que sou enfermeira, e o técnico de enfermagem fomos ao quarto prestar os cuidados e o filho estava muito alterado, alcoolizado, e achou que fôssemos maltratar sua mãe pela forma que ela se encontrava; não estava bem. Ele tirou a gente do quarto, chamou a polícia e falou que a gente tinha agredido a mãe dele. Vieram duas viaturas, desci com o chefe de segurança, expliquei a situação. O filho não estava junto, já estava dormindo porque estava muito

alcoolizado. A polícia ouviu, falou para deixar para lá, mas na hora a gente se sentiu muito impotente.

Estávamos prestando cuidados para a mãe, entrando no quarto várias vezes, de olho nela, apesar dele não querer. Deixei claro que ela precisava de atendimento e que iríamos entrar no quarto quantas vezes fossem necessárias para o bem dela. (...) Relembrar este atendimento me desperta o sentimento de dever cumprido, de fazer o bem; reforça cada vez mais que cuidar é a essência da nossa profissão.

Relato n. 20

Lembro-me de um paciente que a família chegou muito agitada, pois seu parente não tinha diagnóstico, estava investigando (...). Com o tempo, ela passou a sempre me procurar para ajudá-la e, então, ela sabia quem eu era e que poderia confiar em mim, pois mesmo com o estresse, não deixo de fazer o que deve ser feito.

Relato n. 25

Ao compreender as emoções do outro e suas mais diversas maneiras de manifestação, conseguimos avaliar, controlar e expressar nossas próprias emoções e reações. Isso influencia diretamente na relação que queremos construir com o próximo, visto que "não é possível afastar as emoções das pessoas. O desafio é entendê-las e gerenciá-las em nós mesmos e nos outros!".[7]

Conectar-se ao outro e estabelecer uma relação de confiança

Os hospitais e suas diversas unidades possuem rotinas, práticas e perfis de pacientes muito diferentes entre si. Porém, uma prática é comum para a grande maioria das instituições e profissionais: a passagem de plantão. Tal prática nos possibilita entender a história do paciente, tomar conhecimento das intercorrências que ocorreram no último período e planejar as próximas condutas a serem tomadas. Após a passagem de plantão, o profissional pode iniciar o seu planejamento para dar a melhor assistência ao paciente.

Imagine a seguinte situação: você, um fisioterapeuta, recebe o plantão de seu colega dizendo que hoje o sr. José mal olhou para ele. Não colaborou durante os procedimentos e finalizou dizendo que tudo aquilo não servia para nada. Como enfrentar essa situação? Iniciar uma relação com o sr. José na defensiva, com base na percepção do seu colega, ou respirar fundo e se desarmar de qualquer preconceito para conhecê-lo pela primeira vez?

Para a maioria de nós é extremamente difícil fazer alguma observação livre de julgamentos, críticas ou outras formas de análise sobre as pessoas e seu comportamento. Isso atrapalha nossas relações, criando ainda mais barreiras quando o objetivo é estabelecer uma relação de confiança. O primeiro passo para criar essa relação com um paciente mais resistente é focar unicamente na observação e nos livrar de qualquer pré-julgamento que possamos fazer. Para isso, a empatia é uma ferramenta fundamental.

Empatia é a compreensão respeitosa do que os outros estão vivendo. Ela só ocorre quando conseguimos nos livrar de qualquer julgamento e ideias preconcebidas. No lugar da empatia temos a tendência a dar conselhos ou iniciar discursos encorajadores, dando nossa própria opinião ou comparando a nossa vivência sobre o assunto. Ser realmente empático nos exige concentração total na mensagem que a pessoa está nos passando, seja ela boa, seja ela ruim. Um dos ingredientes-chave para a empatia é o "estar presente".[8] Veja os relatos a seguir:

> Este atendimento me marcou porque foi bastante longo, onde tive uma atuação importante. Além do retorno em relação à alimentação, criou-se esse vínculo entre a acompanhante e eu, dela vir conversar fora do quarto. Sentia que estava fazendo alguma coisa a mais por ela, além de ser a nutricionista que trata do paciente. Mesmo que fosse por poucos momentos percebia que ele ficava mais aliviado, seu semblante mudava por poder falar, desabafar.
>
> **Relato n. 24**

> E o que ficou pra mim foi o vínculo da equipe como um todo. A disponibilidade e até mesmo a insistência. Precisei me fazer presente, fui indicando para ela que existiam pessoas que gostariam de cuidar dela, ainda que a mesma não fosse simpática e afetuosa, mas que estávamos preocupados com ela. Ao longo desse processo houve momentos em que ela, que era alguém que quase não manifestava afeto, passou aos poucos a pedir ajuda, a dar sinais que as coisas estavam difíceis.
>
> **Relato n. 23**

Por trás das mensagens intimidadoras e até grosseiras que os pacientes eventualmente transmitem, estão indivíduos que possuem necessidades específicas e que, muitas vezes, precisam de ajuda para terem suas expectativas compreendidas e atendidas, gerando bem-estar. Quando temos clareza desse conceito, possivelmente não nos sentimos ofendidos pelo que os outros têm a nos dizer, ainda que seja de maneira dura e carregada de emoções negativas. Nesses momentos, compreenderemos que se trata de uma fase em que o paciente precisa ser ouvido. A empatia abre portas para que sejam criadas relações de respeito e confiança. Cabe a nós identificarmos qual a melhor maneira de trilharmos esse caminho. Isto fica claro quando analisamos os relatos a seguir:

> Às vezes ele não queria fazer exercícios, mas queria ser alongado. Às vezes ele queria fazer exercício para a mão porque ele sonhava em voltar a operar, então ele também me auxiliou a desenvolver criatividade. Tínhamos que pensar o que fazer para a mão, para que ele não ficasse também tão entristecido e mesmo quando viu que não iria mais operar, eu acho que ele se sentiu acolhido por essa atenção.
>
> **Relato n. 22**

> A mãe muitas vezes chorava fora do quarto porque não queria chorar na frente do filho, e ele muitas vezes me contava coisas que não falava na frente dela porque não queria preocupá-la. Acho que a gente, como profissional da saúde, estando nesse meio, pode servir muitas vezes como alguém pra ouvir, de alguém pra abraçar, consolar.
>
> **Relato n. 22**

O resultado da atitude profissional adequada

> Atitude é uma pequena coisa que faz uma grande diferença.
>
> **Clarice Lispector**

Antes de discorrermos sobre atitude, cabe aqui uma breve descrição do conceito: atitudes podem ser definidas como estados mentais conscientes ou inconscientes, envolvendo valores, crenças ou sentimentos, os quais predispõem os indivíduos ao comportamento ou à ação. O termo atitude se refere, então, a uma disposição interior que afeta a tomada de decisão ou conduta a ser adotada sobre pessoas, eventos ou objetivos, podendo a resposta ser positiva, negativa ou euneutra.[9]

Diante desse breve conceito, deduzimos que cada pessoa possui um tipo de atitude diante de uma mesma situação, pois cada ser humano possui seus próprios valores, crenças e sentimentos e, possivelmente, podemos ser influenciados por atitudes de outrem, aprendendo e modificando nosso comportamento ou ação.

Quando cuidamos, a decisão clínica está definida: o antibiótico deve ser administrado de 8 em 8 horas; o curativo deve ser feito de acordo com determinados materiais; a dosagem de glicose no sangue deve ser realizada em jejum (...). Mas e as atitudes que tomamos diante das dificuldades de relacionamento com o paciente?

Com um paciente mais introvertido, questionador ou que não segue adequadamente a proposta de cuidado, entre tantas outras atitudes que não seguem o padrão esperado pelo profissional de saúde, a tendência do "cuidador" é afastar-se emocionalmente, cumprir apenas as rotinas e calar-se, tornando o "cuidado" massivo e tarefeiro. O profissional passa a cuidar apenas do corpo físico do paciente com infarto agudo do miocárdio, do quarto de número tal, e não do sr. José da Silva, que tem três filhos, está acompanhado de sua esposa Maria do Carmo, que espera o técnico de enfermagem Adalberto vir auxiliar no banho e, posteriormente, tomar café da manhã sabendo que seu marido estará seguro.

Sabemos, como descrito anteriormente que nós, profissionais de saúde, podemos desenvolver habilidades de comunicação, assim como também sabemos que há pessoas que nascem com a habilidade de comunicar-se e conquistar as pessoas. Independentemente de termos aprendido ou possuir habilidade nata para a comunicação, sabemos que o respeito com o paciente e sua família cria vínculo, facilita o cuidado e transforma atitudes, por exemplo, o paciente antes fechado, que não demonstrava sua frustação, seus medos diante da doença, começa a falar sobre os desafios que enfrentará e como se adaptará a doença, além de procurar ajuda da equipe multiprofissional para manejar as dificuldades emocionais pelas quais está passando com o processo. Nosso propósito não é falar da mudança de atitude no paciente, mas como a atitude do profissional de saúde pode interferir positivamente no cuidado.

Nos trechos dos relatos a seguir, é nítido como a aproximação emocional entre profissional, paciente e família associado às atitudes positivas dos profissionais, promovem mudanças que resultam num desfecho favorável tanto no cuidado como na forma em que a equipe irá enfrentar um novo desafio:

> Não foi à toa que o paciente quando saiu da UTI fez questão de chamar a gente e agradecer. Ele não se lembrava de mim, mas lembrava da situação e pediu para me chamar e agradeceu por ter salvado a vida dele. Acredito que o médico falou para ele do acontecido anterior, e de quem o tinha socorrido. Depois disso, o médico falou comigo que ele ficou meio desnorteado e sem jeito ao relembrar o passado e ficou muito emocionado porque jamais esperaria que uma pessoa que ele tratou tão mal fosse salvar a vida dele. E isso me marcou.

Relato n. 20

> Na mesma época eu comprei uma corujinha pra dar de presente pra ele, pois ele havia me dito que tinha um grande amigo chamado coruja (risos), e foi incrível porque eu nunca tinha visto o amor de dois amigos tão forte assim mesmo estando longe. Então quando ele viu aquela corujinha, ele ficou tão feliz, que todo mundo ali naquele momento ficou muito feliz também, e eu me senti muito útil, porque a medida que eu dava para eles alguma coisa, vinha pra mim em forma de experiência, de gratidão (...). Eu aprendi que você não está buscando nada em troca, como por exemplo, ser a melhor amiga dele, ou que ele melhorasse e depois fossemos amigos; não era isso, mas era naquele momento poder de alguma forma ajudar a aliviar a dor de alguém que estava ali na minha frente. Isso me transformou; isso se transformou em coisas boas.
>
> **Relato n. 22**

Inspirando o outro pelo exemplo

Desde que nascemos sempre nos inspiramos em alguém, como em nossos pais, nossos professores, um familiar (...) e no ambiente de trabalho não poderia ser diferente, a inspiração em outro profissional pode nos influenciar positivamente ou negativamente, ou seja: podemos enxergar no outro quem queremos, ou mais importante ainda, quem não queremos ser.

Antes de falarmos sobre inspiração, devemos deixar claro que inspiração é diferente de motivação. Motivação é definida como impulso; motivo para a ação; aquilo que faz com que as pessoas vão à busca de algo que almejam e que deem o melhor de si. Conceitualmente, a palavra inspiração vem do ato de introduzir ar nos pulmões. Também significa estimular o pensamento ou uma ação criativa. A inspiração pode vir do outro, já a motivação é pessoal, vem de dentro.[10]

No ambiente hospitalar, como em qualquer outro local de trabalho, há profissionais que inspiram positivamente os colegas. Aquele profissional de saúde que conquista aquele paciente taxado como "difícil"; aquele líder que consegue manejar uma equipe de trabalho caótica e acaba por ser admirado, tornando-se um exemplo a ser seguido, uma inspiração!

No trecho do relato abaixo fica claro como a mudança de atitude de um paciente leva a equipe a perguntar-se: Como aquele profissional conseguiu essa mudança que ninguém tinha conseguido?

> (...) quando percebi uma movimentação estranha, todo mundo no posto de enfermagem se olhando, e quando fui ver era ele que estava andando no corredor. Ele estava lá havia mais de uma semana

> e nunca tinha saído do quarto, ficava sempre na mesma posição: deitado do lado esquerdo, era de costas para a janela porque ele não queria olhar lá para fora. Depois ele me explicou isso dizendo: — Eu não queria contato com o mundo externo. Então ele começou a andar no corredor, deu bom dia para o pessoal. A equipe disse: — O que você fez? Ao que respondi: — Não fiz nada! (risos).
>
> **Relato n. 21**

Dentro do ambiente hospitalar, na maioria das vezes tão inóspito, a presença de inspirações positivas é sempre desejável e revigorante, além de trazer um reconhecimento interior ao profissional que serve de exemplo. Sem contar com o fato de que colaborar efetivamente com a recuperação da saúde do paciente, em especial aquele mais desafiador, estimula o desenvolvimento profissional de outros membros da equipe.

O impacto de experiências marcantes na vida pessoal

No HAOC os profissionais trabalham embasados na metodologia do *Primary Nursing*. Neste modelo de prestação de serviços de enfermagem, preconiza-se que o mesmo profissional, na medida do possível, preste cuidados integrais ao paciente desde sua admissão na Unidade de Internação, por exemplo, até sua alta hospitalar. Este modelo favorece o desenvolvimento de vínculo e facilita o processo de comunicação, entre outros benefícios.[11]

Como visto anteriormente, reforçamos que a comunicação é um ato criativo, ou seja, não existe apenas um agente emissor ou receptor, mas uma troca entre as pessoas que formam um sistema de interação e reação, um processo recíproco que provoca mudanças na forma de sentir, pensar e atuar dos envolvidos.[12] Assim, ao cuidarmos, nos comunicamos e criamos vínculo e, apesar de ficarmos expostos ao sofrimento gerado pela doença, também estamos diante de um aprendizado diário tanto para o desenvolvimento de nossa vida profissional, como para nosso desenvolvimento pessoal, como descrito nos trechos dos relatos a seguir:

> Eu morria de preguiça de tirar minha carta de motorista, e ele me perguntou se eu não tinha vergonha; deu uma bronca em mim (risos), por esta razão dei entrada na autoescola e iniciei as aulas no mês que ele faleceu. Quando eu estava andando a primeira vez no trânsito, que, aliás, quase morri de medo, logo me lembrei dele e até falei: — Nossa Paulo, culpa sua que estou aqui. Mas, culpa não né? Ele me ensinou que a vida é agora, que talvez eu não tivesse tempo para ficar esperando para conseguir dirigir ou para fazer as coisas que quero porque ele, por exemplo, queria fazer muitas coisas e não podia porque estava doente.
>
> **Relato n. 22**

> Muitas foram as vivências que me transformaram durante estes poucos, mas intensos 15 anos de vida e trabalho dentro de um hospital. O crescimento e aprendizado não se limita a profissão, transborda para a redescoberta de valores e princípios que norteiam a minha vida (...). Foi observando as situações do dia a dia e como cada um as conduzia que despertei para uma outra abordagem do cuidado.
>
> **Relato n. 26**

Quando lemos esses relatos evidente que o impacto do cuidado em nossas vidas não se limita a memória de uma atividade técnica aprimorada, que é aperfeiçoada de tempos em tempos e pode até ser substituída por um robô, mas sim nas memórias provenientes do relacionamento humano, que nos trazem lições de vida: colocar-se no lugar do outro, estar aberto e aprender com o outro sobre uma tomada de decisão que foi adequada, agradecer por estar bem e com saúde para conseguir "tirar a carteira de motorista"; enfim, mudamos nossa maneira de sentir, pensar e atuar.

Relatos deste capítulo

RELATO N. 20

Nestes vinte anos de vivência aqui no Hospital Alemão Oswaldo Cruz, tem muitas situações que me tocaram bastante. Mas tem uma em especial: tinha uma paciente idosa, com diagnóstico de doença pulmonar obstrutiva crônica, com bastante desconforto respiratório. Eu, que sou enfermeira, e o técnico de enfermagem fomos ao quarto prestar os cuidados e o filho estava muito alterado, alcoolizado, e achou que fôssemos maltratar sua mãe pela forma que ela se encontrava; não estava bem. Ele tirou a gente do quarto, chamou a polícia e falou que a gente tinha agredido a mãe dele. Vieram duas viaturas, desci com o chefe de segurança, expliquei a situação. O filho não estava junto, já estava dormindo porque estava muito alcoolizado. A polícia ouviu, falou para deixar para lá, mas na hora a gente se sentiu muito impotente.

Estávamos prestando cuidados para a mãe, entrando no quarto várias vezes, de olho nela, apesar dele não querer. Deixei claro que ela precisava de atendimento e que iríamos entrar no quarto quantas vezes fossem necessárias para o bem dela. Nós conseguimos conversar com ele, dar o atendimento para a mãe, e depois ela chegou a ser transferida para a Unidade de Terapia Intensiva (UTI). Ele foi extremamente agressivo com todos nós. O que mais marcou não foi a mãe ter passado mal, mas ele ter feito todo aquele caso, ele estava alterado no comportamento.

Após dois anos deste acontecido, cobrindo a Assessoria Assistencial, fui atender um código azul e fizemos todo o atendimento de emergência. O paciente foi levado para a UTI. Quando voltei para o quarto, o médico dele veio me agradecer e eu não entendi o porquê, e ele me falou que aquele era o paciente que tinha chamado a polícia para me prender, alguns anos antes. Ele falou: — Este paciente é o filho de uma paciente que um dia te agrediu, chamou a polícia, queria te prender e você hoje está aqui e ajudou a salvar a vida dele, para você ver como na nossa profissão a gente tem que saber diferenciar as coisas, mesmo não gostando ou não tendo tanta empatia com alguma pessoa, somos profissionais e temos que atender, cuidar, independentemente de qualquer coisa.

Não foi à toa que o paciente quando saiu da UTI fez questão de chamar a gente e agradecer. Ele não lembrava de mim, mas lembrava da situação e pediu para me chamar e agradeceu por ter salvo a vida dele. Acredito que o médico falou para ele do acontecido anterior, e de quem o tinha socorrido. Depois disso, o médico falou comigo que ele ficou meio desnorteado e sem jeito ao relembrar o passado e ficou muito emocionado porque jamais esperaria que uma pessoa que ele tratou tão mal fosse salvar a vida dele, e isso me marcou.

Nossa profissão faz isso. A vida dá muitas voltas, a profissão que escolhemos é dar assistência, cuidar (...) tem as intempéries da profissão, várias barreiras, mas temos que aprender a relevar todas elas. Nessa hora, não temos que ter mágoas, é importante pensar que estamos aqui para prestar uma boa assistência independente de quem seja, independente de raça, cor ou se não me dou bem com o paciente. Relembrar este atendimento me desperta o sentimento de dever cumprido, de fazer o bem; reforça cada vez mais que cuidar é a essência da nossa profissão.

RELATO N. 21

É uma história que envolve religião, mas está mais ligada à empatia. Tinha um paciente internado haviam alguns dias no setor e que. (...) desculpa a forma como eu vou dizer, mas é aquele tipo de paciente que a gente não quer cuidar. Aquele paciente que a gente fala que atrasa nosso serviço, pois os colegas chegavam ao quarto e diziam: — Posso fazer sua medicação. E ele respondia: — Você pode voltar depois? — Vim trocar os seus lençóis. E ele dizia: — Na hora que eu levantar eu te chamo. Então ele atrasava muito o nosso serviço, mas do jeito dele. A gente não entendia o porquê, mas ele estava contra tudo, inclusive com a equipe médica. Ele internou por um quadro de pancreatite.

Num dia eu estava escalada para cuidar dele. Eu pensei: como é que vai ser esse plantão? Resolvi ir até o quarto e no horário de medicação fui lá. Quando cheguei no quarto, me identifiquei. Ele estava deitado sempre do lado esquerdo. Eu não entendia o porquê, mas ele estava sempre na mesma posição, de frente para o sofá do acompanhante. Eu achava que era até por isso, porque era a esposa que o acompanhava e quando ela não estava ele ficava sempre sozinho.

Eu tentei puxar algum assunto com ele, porém o mesmo só respondia com a cabeça. Pedi permissão para fazer a medicação, e aí eu falei para ele: — Olha! Eu preciso fazer sua medicação agora, posso? Ele olhou para mim e consentiu com a cabeça, sem dar nenhuma palavra. Conversei um pouco mais com ele e tentei puxar assunto, porém ele era bem resistente. Eu tinha visto na ficha de internação que ele era ateu, porém, tentei não falar sobre esse assunto. Saí do quarto e disse: — Geralmente a gente começa a trocar os lençóis entre nove e dez horas. O senhor quer deixar um horário marcado para eu voltar aqui? E ele respondeu com palavras: — Pode voltar daqui vinte minutos. Olhei pra ele e disse: — Vinte minutos britânico ou vinte brasileiro? (risos). Ele sorriu, não respondeu nada; apenas sorriu. Era um comportamento bem diferente, porque até então ele não falava nada, não respondia. Para mim foi um grande ganho, muito grande!

Eu saí do quarto e coloquei o celular para despertar em vinte minutos. Quando deu o tempo eu peguei o *hamper* e saí correndo para o quarto dele e disse: — Veja! Vinte minutos. Ele sorriu novamente, levantou da cama e me deixou trocar. Ele tinha uma sonda que aparecia na parte externa do nariz. Esta sonda estava fechada, então ele levantou e eu troquei os lençóis. Nesse momento a esposa dele não estava no quarto. Ele estava me olhando e fiquei um pouco sem graça (risos). Daí falei para ele: — O senhor é ateu né? Ele respondeu: — Como você sabe disso? E respondi: — A gente tem uma ficha com esta informação. Ele retornou: — É (...) pelas circunstâncias. Acho que ele se sentiu mais à vontade e continuou: — (...) olha a situação que eu me encontro. Eu tinha visto no prontuário dele que além da pancreatite, ele tinha um câncer de pâncreas. Eu disse: — Não sei se estou tendo muita liberdade com o senhor, mas eu posso te pedir um favor? Ele consentiu com a cabeça que sim. Então continuei: — Eu sou católica. Posso rezar pelo senhor? Ele só consentiu com a cabeça e levantou os ombros.

Saí do quarto e no dia seguinte eu estava de folga, mas conforme combinado, fui na igreja e cumpri o combinado com ele. No dia seguinte voltei e eu estava novamente responsável por cuidar dele. Deu o horário e segui minha rotina, fui até o quarto dele e sua esposa estava lá. Eu disse: — Bom dia! E me apresentei. Estava um pouco mais à vontade porque ele estava falando um pouco mais comigo, me deu até bom dia.

Daí falei para ele: — Olha, cumpri o combinado! Ele olhou para mim, sorriu e disse: — Eu sei! Ao que respondi: — Jura? Ele disse: — É, meus exames responderam. Na hora fiquei muito emocionada com lágrimas nos olhos. Eu disse novamente: — Jura que aconteceu isso. E ele respondeu: — Você está desconfiando da sua fé? (risos). Para mim isso foi muito, muito marcante.

A partir daí eu comecei a conversar mais com ele e lhe dizia: — Olha o senhor tem que sair mais da cama, vai começar a ficar com dor nas costas, pode prejudicar o pulmão. Todas aquelas orientações que a gente faz para os pacientes quando eles ficam muito tempo na cama. Nesse dia ele se ofereceu para sair da cama para eu arrumar. Falei: — Eu ainda estou fazendo medicação, mas o senhor quer marcar um horário. E ele respondeu: — Não, pode voltar quando você quiser. Ele já estava bem comunicativo.

Eu fiz tudo que tinha que fazer e saí para atender outros pacientes quando percebi uma movimentação meio estranha, todo mundo no posto de enfermagem se olhando, e quando fui ver era ele quem estava andando no corredor. Ele estava lá havia mais de uma semana e nunca tinha saído do quarto; ficava sempre na mesma posição: deitado do lado esquerdo, era de costas para a janela porque ele não queria olhar lá para fora. Depois ele me explicou isso dizendo: — Eu não queria contato com o mundo externo. Então ele começou a andar no corredor, deu bom dia para o pessoal. A equipe disse: — O que você fez? Ao que respondi: — Eu não fiz nada! (risos).

Isso para mim foi muito gratificante; esse paciente me marcou muito!

Cuidei dele mais alguns dias, os resultados dos exames foram melhorando, mas o médico pediu para transferi-lo e eu não tive mais contato com ele.

No dia que ele começou a andar eu comentei o que tinha feito no quarto e o pessoal que trabalhava comigo achou bem legal. Eu só comentei isso com meu marido, mas ele não manifestou nenhum sentimento diferente.

Esse caso me ensinou muito, principalmente em relação a aceitação do outro. Essa história foi bem marcante, principalmente em relação a se colocar no lugar do outro.

Lá no setor, quando chega um paciente difícil, eu já olho para os colegas e digo: — Ele é meu (...). (risos).

RELATO N. 22

Vou falar sobre minha experiência com o paciente Daniel. Ele é um paciente que ficou internado aqui algumas vezes, mas eu só o conheci na última internação, que também acredito que foi a mais prolongada no final do ano passado. Na verdade, me marcou muito atender este paciente porquê de início eu já sabia que ele era um pouco difícil, que não gostava de fazer fisioterapia; ele parecia estar muito cansado, tinha um diagnóstico muito difícil e quando li sua história achei que talvez pelo fato dele ser muito jovem, ser médico e estar na situação em que estava pudesse ter uma justificativa para aquele comportamento. Quando fui atendê-lo pela primeira vez, tentei de alguma forma me colocar no lugar dele para que ele pudesse entender que estava sendo acolhido. De fato, ele era mesmo um pouco difícil, mas aos poucos fui percebendo que era medo, angústia e cansaço por toda aquela luta. Coincidentemente ou não, acabei atendendo-o várias vezes, sendo que também em todas as vezes que eu ia ajudar a equipe em alguma outra Unidade de Internação coincidia de ser na unidade que ele estava e eu acabava assumindo os seus cuidados. Aos poucos fui conhecendo melhor não só o paciente, mas ele enquanto pessoa e também sua família; ele tinha sempre a companhia da mãe ou da irmã principalmente; eram pessoas muito boas, muito tranquilas e acho que talvez pelo fato de nós sermos todos nordestinos, a gente acaba se identificando muito um com o outro, e foi assim que fui conhecendo mais a história dele.

Algo que me marcou muito foi porque durante o tratamento dele, que durou aproximadamente dois anos ele escreveu um livro de neuroanatomia. Eu gosto muito de anatomia e no passado eu tinha planos de dar aula, talvez por isso eu tenha me interessado em saber um pouco mais sobre o livro. Quando ele me contava que durante a quimioterapia e radioterapia ele teve forças, tendo conseguido até escrever aquele livro, isso me tocou muito. Pude perceber que a pessoa, mesmo estando em situação de fragilidade, quando quer algo, ela consegue fazer aquilo que é desejo dela. E lembro que estava muito triste, inclusive porque em setembro ele teria o lançamento do livro e como estava internado, não teve a oportunidade de participar.

Então devido à toda essa história e mesmo devido ao fato de já ter escutado de muitas pessoas que a gente não pode se envolver muito com o paciente, pois é perigoso, pois às vezes a gente se apega e depois acontece alguma coisa trágica, sofremos, tentei entender como que podemos nos relacionar de uma maneira mais humana com alguém sem necessariamente ter esse apego que faz mal, e ele me ensinou isso, pois realmente foram mais ou menos três meses que eu cuidei dele e em seguida ele faleceu. Conversávamos bastante e ele me ensinava muito. Uma coisa que me ensinou foi sobre a vontade que tinha de viver. No fundo ele sabia que estava indo pra um caminho que não teria cura. No começo, acho que era duro porque ele lutava contra os cuidados paliativos, tanto que ele não aceitou, tendo se privado de ter um cuidado especializado. De alguma forma me sentia no dever de dar a ele esses cuidados paliativos durante a fisioterapia. Outras colegas também o tratavam assim. Durante esses três meses foram percebendo como cuidar desses pacientes e como tratar pacientes que entram em fase final de vida, mesmo não tendo aceitado totalmente isso. Às vezes ele não queria fazer exercício, mas queria ser alongado. Às vezes ele queria fazer exercício para a mão porque ele sonhava em voltar a operar, então, ele também me auxiliou a desenvolver a criatividade. Tínhamos que pensar o que fazer para as suas mãos, para que ele não ficasse tão entristecido e mesmo quando viu que não iria mais operar, eu acho que ele se sentiu acolhido por essa atenção.

Ele era da Paraíba; a mãe e o pai moravam lá; a irmã morava em Manaus, então eles tiveram que mudar toda a rotina de vida para poder acompanhá-lo. Sempre tinha alguém o acompanhando. Eles ficavam muito sozinhos aqui em São Paulo, era possível perceber que era uma família muito unida, que eles tinham muito amor uns pelos outros, que eles se cuidavam muito; mas estavam sozinhos. A mãe muitas vezes chorava fora do quarto porque não queria chorar na frente do filho, e ele muitas vezes me contava coisas que não falava na frente dela porque não queria preocupá-la. Acho que a gente, como profissional de saúde, estando nesse meio, pode servir muitas vezes como alguém para ouvir, como alguém para abraçar, consolar.

No Natal a família toda estaria em São Paulo. Eu estava de plantão naquele Natal, sendo uma pessoa muito religiosa, queria fazer um Natal que lembrasse o nascimento de Jesus. Ele era pouco religioso; estava um pouco revoltado com a questão espiritual, mas tinha muita abertura. Então eu dei de presente para a mãe dele um Menino Jesus, e quando olhou para a imagem ele quase chorou e falou como a imagem era linda e ficou muito feliz. Na mesma época eu comprei uma corujinha para dar de presente para ele, pois ele havia me dito que tinha um grande amigo chamado coruja (risos), e foi incrível porque eu nunca tinha visto o amor de dois amigos tão forte assim mesmo estando longe. Então quando ele viu aquela corujinha ele ficou tão feliz que todo mundo ali naquele momento ficou muito feliz também e eu me senti muito útil, pois a medida que eu dava para eles alguma coisa, voltava para mim em forma de experiência, de gratidão da parte deles. Eu aprendi que você não está buscando nada em troca, como por exemplo, ser a melhor amiga dele, ou que ele melhorasse e depois fossemos amigos; não era isso, mas era naquele momento poder de alguma forma ajudar a aliviar a dor de alguém que estava ali na minha frente. Isso me transformou; isso se transformou em coisas boas.

Eu morria de preguiça de tirar minha carta de motorista, e ele me perguntou se eu não tinha vergonha; deu uma bronca em mim (risos), por esta razão dei entrada na autoescola e iniciei as aulas no mês que ele faleceu. Quando eu estava andando a primeira vez no trânsito, que, aliás, quase morri de medo, logo me lembrei dele e até falei: — Nossa Paulo, culpa sua que estou aqui. Mas, culpa não né? Ele me ensinou que a vida é agora, que talvez eu não tivesse tempo para ficar esperando para conseguir dirigir ou para fazer as coisas que quero porque ele, por exemplo, queria fazer muitas coisas e não podia porque estava doente. Então isso que me marcou. Aprendi que não temos que ter apego; na verdade você tem que saber lidar com seus sentimentos e ser humano. E não só no hospital, mas em qualquer lugar você vai encontrar pessoas que de alguma forma só terão você talvez para falar, ou para chorar, e você vai ser talvez a diferença.

RELATO N. 23

Foi um caso de uma paciente com uma doença oncológica e que internou com um perfil que a gente costuma tachar de "paciente difícil", que tinha um comportamento que até chegava a ser hostil em alguns momentos com a equipe.

Como protocolo, fomos chamados para fazer uma avaliação. Identificamos essa dificuldade da paciente em lidar com o diagnóstico recente e com toda a programação de tratamento que ela teria, com a possibilidade inclusive de morrer, porque era uma doença grave, que precisaria até de transplante. Então passei a acompanhar sua internação.

Eu a acompanhei por nove meses semanalmente em atendimento ambulatorial, as vezes mais do que uma vez por semana. Foi muito desafiador, pois não é aquele tipo de paciente que à primeira vista nos conquista, faz com que a gente sinta que o nosso trabalho foi valorizado, ou alguém que agradece por termos passado no quarto e dá um *feedback* positivo como "você me ajudou muito, agora estou me sentindo mais tranquila, mais fortalecida". Não era esse tipo. Era alguém que sempre questionava, criticava. E o que eu mais aprendi ao longo desse processo foi a estabelecer um vínculo apesar de tudo isso. Essa foi a palavra principal.

Na psicologia, o vínculo é a base da relação. A gente não consegue fazer um bom trabalho se não tiver vínculo com o paciente e vice-versa. Tem um nome técnico para isso: transferência e a contratransferência. O que a gente sente pelo paciente. Na psicologia isso é básico. Precisamos de vínculo para nosso trabalho ir adiante. Mas com essa paciente era de tão difícil manejo. Provavelmente ela não tinha um diagnóstico psiquiátrico, mas de acordo com o comportamento e com as nossas avaliações, ela tinha um transtorno de personalidade. Uma paciente que deu muito trabalho pra nós em relação ao cuidado, pois não aceitava. Foi questionado várias vezes se ela tinha condições emocionais para lidar com o transplante. Ela chegou a fazer o transplante, mas tinha muita dificuldade em aceitar os cuidados da enfermagem que o transplante exigia.

E o que ficou pra mim foi o vínculo da equipe como um todo. A disponibilidade e até mesmo a insistência. Precisei me fazer presente, fui indicando para ela que existiam pessoas que gostariam de cuidar dela, ainda que a mesma não fosse simpática e afetuosa, mas que estávamos preocupados com ela. Ao longo desse processo houve momentos em que ela, que era alguém que quase não manifestava afeto, passou aos poucos a pedir ajuda, a dar sinais que as coisas estavam difíceis.

Eu acho que para mim foi muito desafiador porque a tendência da gente é atender aqueles que solicitam a psicologia, que querem o psicólogo. Aquelas famílias que precisam. Tem muitas famílias que conseguem nosso ramal e nos solicitam até mais do que uma vez por semana. É uma tendência nossa oferecer nosso trabalho para quem quer nos receber. Agora identificar quem precisa de cuidado e trabalhar na construção desse vínculo é o mais desafiador, que mais me marcou. Este período que cuidei dela foi como um período gestacional; se eu pudesse fazer uma comparação, como um feto, que é absolutamente indefeso, e eu sentia que era isso, ela queria se proteger de alguma forma, então o mecanismo muito disfuncional para se proteger era ela ser agressiva e aos poucos ela foi ganhando forma e foi conquistando de algum jeito as pessoas.

O grupo de psicólogos fez um trabalho com a equipe do setor para estudar um pouco o caso dela e instrumentalizar a equipe para lidar com a situação, com o diferente, pois a Oncologia é especializada em lidar com um paciente oncológico que tem um perfil específico. Paciente psiquiátrico que tem uma doença oncológica, como fazemos para lidar com isso?

Tive a oportunidade de cuidar da família também, de estar em contato com eles em muitos momentos; existiam muitos conflitos. Era necessário fazer reunião com os familiares, dialogar com a equipe médica, de enfermagem, nutrição e fisioterapia. Infelizmente, ela não respondeu ao tratamento. Ela faleceu em setembro e eu estava presente até no momento do óbito. Ela estava com o nível de consciência rebaixado e ficou sob cuidados paliativos. Ele morreu no quarto com a presença da família. Ela era uma pessoa, por todo esse perfil que eu contei, com muitos conflitos ao longo da vida, mas tinha uma pessoa especial que ela queria receber visita, então ela pôde receber essa pessoa antes de falecer. Nesse momento, num clima muito sereno, fizemos com a família um processo que chamamos de validação da vida, que é olhar para uma vida que nem sempre é uma vida fácil de convivência e validar aquilo que foi possível; poder dar risada e falar "poxa, ela era difícil, mas a gente gostava dela"; "ela era uma pedra no sapato, mas conquistou a gente". Eu acho que fico um pouco com essa sensação, de conseguir ter me vinculado com alguém e conseguir ser suporte ao longo de um processo tão doloroso e tão sofrido, principalmente com o perfil dela, que era alguém que tinha um suporte sócio afetivo muito precário em comparação a outros pacientes que tem com quem contar, tem uma rede de apoio, uma comunidade religiosa, tem suporte da família, amigos e que confia na equipe. Ela era alguém que não tinha nada disso. Ela tinha uma relação muito ambígua com o hospital, porque ao mesmo tempo ela dependia de nós, mas ela tinha muita dificuldade em confiar e de estabelecer vínculo. Foi um caso muito marcante.

RELATO N. 24

Meu relato é sobre um paciente que internou diversas vezes no período de um ano, pois tratava uma doença no fígado. Conversando com o paciente e sua esposa no primeiro dia em que fiz a entrevista, ela se mostrou um pouco apreensiva, porque ele tinha uma dieta especial, bastante específica. Era um paciente que tinha diversas queixas da alimentação, não aceitava bem. E nós íamos começar uma dieta ainda mais restrita. Durante a conversa eu senti que ele não queria falar muito. Parecia não estar muito interessado em seu cuidado, mas em nenhum momento foi desrespeitoso comigo, apenas aparentava não querer conversar. A esposa tomou a frente, falou quais alimentos que ele mais aceitava, quais eram as preparações, dando todas as informações necessárias para o seu tratamento. Mais tarde, ela me procurou fora do quarto. Disse que no passado ele era uma pessoa muito autoritária, ativa, acostumado a dar ordens e tomar decisões importantes, e que agora com a doença ele ficava se sentindo impotente, porque via que estava enfraquecido perante as outras pessoas, por ter perdido todas as funções que exercia. Vendo tantas mudanças em seu corpo e sua vida por conta da doença, ele acabou se revoltando.

Foram várias idas e vindas ao hospital durante um ano. Depois de um tempo, eu e a esposa do paciente começávamos a nos entender pelo olhar, pois eu não sabia se ele ia aceitar quando eu passasse as opções de dietas, ou se era um dia que era melhor eu mesma fazer o pedido, baseada no que ele gostava e poderia comer. Então ela já fazia um sinal com o olhar, do tipo "hoje ele não está bom para conversar", ou "hoje é um bom dia". Assim, aos poucos, ela se sentia mais à vontade para falar comigo em relação ao comportamento do seu marido. Ela conversava sobre a não aceitação da doença, das dificuldades dele e dela de lidar, pois ela se sentia culpada pelas atitudes dele.

Foram feitas várias orientações de alta para a continuidade do cuidado em casa ao longo dessas internações, sempre para ele e a esposa, pois era sua única acompanhante, como se só ela suportasse o mau humor dele. Nos retornos, ela contava como foi em casa após a alta, o que ele aceitou, o que ele não aceitou, como ele havia reagido e como estava sendo o tratamento fora do hospital.

Ocasionalmente ela saia no corredor e me chamava, mas não era nenhuma conversa em relação ao atendimento da nutrição. Era algo como "está tudo bem, hoje ele está um pouco melhor" ou "hoje ele está mais ou menos, um pouco mais chateado" (...).

Ela também não era uma pessoa tão aberta, a conversa avançava até onde ela se sentia confortável. Eu acredito que ela queria conversar sobre o comportamento do paciente, sobre como ele era mal-humorado, mas ao mesmo tempo não queria falar mal, então ela se policiava um pouco para falar (...).

Em uma das últimas internações, quando ele estava num patamar bem ruim e não era mais possível fazer transplante, a esposa veio conversar comigo e agradeceu todo o apoio que ela recebeu. O cuidado que tivemos com sua a alimentação, e ainda pediu desculpas pelo marido ser rabugento assim (...). E aí falei: — Imagina, nós estamos aqui para isso e qualquer coisa a senhora pode chamar, entrar em contato com a gente, estamos à disposição. É para isso que estamos aqui. Depois de um tempo fiquei sabendo que ele havia falecido.

Eu me sentia útil, sendo uma pessoa que estava confortando outra e ajudando a passar por uma fase bem difícil; aquela fase que as pessoas estão imaginando como vai ser o futuro, cheias de dúvidas e insegurança. Quando ela voltava de casa para o hospital, comentava pouco sobre o relacionamento deles com os filhos, mas eu percebi que havia um sofrimento ali. Como se nenhuma outra pessoa conseguisse ficar com ele.

Este atendimento me marcou porque foi bastante longo, onde tive uma atuação importante. Além do retorno em relação a alimentação, criou-se esse vínculo entre a acompanhante e eu, dela vir conversar fora do quarto. Sentia que estava fazendo alguma coisa a mais por ela, além de ser a nutricionista que trata do paciente. Mesmo que fosse por poucos momentos, percebia que ela ficava mais aliviada, seu semblante mudava por poder falar, desabafar.

Enfim, fica o sentimento de dever cumprido, de que é para isso que estou aqui, de poder colaborar com essas famílias, de estar junto, disponível. E o quanto é importante a parte emocional do paciente, como interfere na progressão do tratamento tanto para o bem como para o mal. O modo de enfrentar interfere bastante. Percebi que ele sofria e acabava fazendo todos sofrerem junto, eram poucos momentos de escape desse sofrimento.

RELATO N. 25

Estou aqui no HAOC há seis anos. Na verdade, tenho muitas histórias. Quando eu era mensageiro sempre gostava de ajudar o paciente e para mim é uma satisfação enorme. Agora estou há dois anos na Unidade de Internação e o que mais me encanta é saber que o paciente e seu familiar chegam aqui fragilizados com um problema de saúde podendo às vezes ser grosso conosco, porém, com o tempo, nós conseguimos mudar essa história, virar esse jogo cuidando desse acompanhante. É muito interessante acompanhar essa transformação somente tratando as pessoas com respeito e empatia.

Lembro-me de um paciente que a família chegou muito agitada, pois seu parente não tinha diagnóstico, estava investigando. Ele estava muito fragilizado, irritado. Eu sempre fornecia apoio quando a acompanhante precisava de alguma coisa, seja com *concierge* ou outras áreas. Com o tempo, ela passou a sempre me procurar para ajudá-la e, então, ela já sabia quem eu era e que poderia confiar em mim, pois mesmo com o estresse do dia a dia não deixo de fazer o que deve ser feito.

O que mais me encanta na alta é o brilho no olhar do paciente que é tão diferente de quando entraram. Para mim é um tipo de transformação e faz parte de nós que trabalhamos ali dia a dia propiciar essa transformação. Eles agradecem quando vão embora.

Às vezes a comida demora, a medicação não chega e nós vamos atrás e os acompanhantes percebem que nós fazemos isso, que vamos atrás. Às vezes eles querem tomar café e a gente fica de olho no paciente que ficou no quarto. Às vezes ganhamos um presente, uma caixa de bombom. Um dia eu ganhei uma flor linda de uma paciente que teve alta, parecia chapéu de couro e eu voltei para casa cheio de alegria. São muitas experiências.

Algumas vezes o paciente está perdido e quer chegar em um outro lugar eu sempre paro e ajudo quem precisa, são minhas missões. É muito satisfatório. Eu quero passar a melhor experiência para quem tem que frequentar o hospital.

RELATO N. 26

Muitas foram as vivências que me transformaram durante estes poucos, mas intensos 15 anos de vida e trabalho dentro de um hospital. O crescimento e o aprendizado não se limitam à profissão; transborda para a redescoberta de valores e princípios que norteiam a minha vida. Lembro-me do meu primeiro dia como enfermeira: roupa branca, cabelos presos, carimbo de enfermeira e uma ansiedade enorme em começar.

E comecei. Comecei como enfermeira de uma Unidade de Internação grande com 21 quartos. Muitos dos pacientes eram clínicos e de longa permanência. A grande verdade é que no começo eu nem me dava conta dessa visão epidemiológica do setor. Eu queria mesmo era colocar em prática tudo o que tinha aprendido na sala de aula e nos campos de estágio. Os primeiros meses passaram rápido e logo dei conta de ver além das técnicas, das rotinas e dos procedimentos. Foi aí que o grande aprendizado começou, pois me permiti estabelecer conexão com o paciente e, assim, transbordar o cuidado, também sob sua ótica.

Confesso que fui inspirada nessa prática. Apesar de ser algo que sempre me agradou e faz muito sentido para os valores que adquiri. Foi observando as situações do dia a dia e como cada um as conduzia que despertei para uma outra abordagem do cuidado. Conheci profissionais extremamente habilidosos com situações conflitantes e eles pareciam sempre conduzir as melhores soluções com os pacientes, seus familiares e a equipe. Foi vivenciando um desses conflitos que tive a clareza de que habilidades de conexão e empatia deveriam ser matérias básicas da faculdade.

Tínhamos um paciente, o sr. Fabrício, que estava internado conosco havia muito tempo e conhecia a rotina de cuidados melhor do que a própria equipe. Sua filha e seus cuidadores eram bem participativos nas decisões de tratamento e planejamento dos cuidados. O curativo da região glútea era uma das questões que mais exigia atenção da equipe assistencial, pois era uma lesão de grande extensão que se tornara crônica e, portanto, demandava do enfermeiro, diariamente, a cada 1h30, realizar o curativo. O planejamento diário de cuidados, não só do sr. Fabrício, mas de todos demais pacientes daquela Unidade de Internação era cadenciado em função desse curativo. Na verdade, já estávamos acostumados com essa rotina e, salvo alguns dias, conseguíamos seguir muito bem esse ritmo.

Toda a equipe passava visita no início do plantão e quando chegávamos no quarto do sr. Fabrício, as janelas ainda estavam fechadas e ele mal nos dava bom dia. O fato nos chamou a atenção, pois não era uma atitude habitual. Aliás, pelo contrário! Lá, o dia começava antes da troca do plantão da manhã, e se atrasássemos a visita, logo éramos questionados. O "bom dia" diário era seguido de uma breve fala, quase sempre meio rabugenta, indagando algum cuidado. No começo parecia austero, mas com o tempo entendi que as falas de "quero ser o primeiro a tomar banho (...)" ou "quem vai fazer o meu curativo hoje?" eram a maneira que ele tinha de interagir e, de algum modo, certificar-se que estávamos engajados naquilo que era a rotina de vida dele.

Durante todo o plantão o sr. Fabrício ficou mais calado e nada parecia agradá-lo. Pensei ser um dia ruim como todos nós temos, mas esse mesmo comportamento perdurou nos dias que seguiram. Ele não mais contou suas repetidas histórias sobre quando era mais jovem ou mesmo reclamou quando reforcei a mudança de decúbito. Dei-me conta que realmente tinha alguma coisa errada. Quando tentei animá-lo e o questionei sobre ir até a varanda tomar sol, espontaneamente, ele soltou um palavrão e pediu que eu o deixasse em paz. Acho que fiquei azul de susto; sem questionar, sai do quarto. O cuidador dele saiu na sequência e pediu-me desculpas pelo comportamento do sr. Fabrício, pois ele não estava de bom humor. Fiquei assustada com o que acabara de vivenciar e minha primeira reação foi evitar um novo encontro.

No dia seguinte, fui determinada a não entrar no quarto dele; porém, claramente, meu plano não deu certo! Eu era a única enfermeira do setor, portanto, teria que encarar o curativo e o mau humor do sr. Fabrício. Reuni toda a coragem e, ingenuamente, decidi que o puniria com o meu silêncio. Não dei bom dia na visita de início do plantão e falei o mínimo necessário durante o curativo. O silêncio deixou o clima tenso, o que foi percebido por todos nós. Ao sair do quarto, falei:

— Pronto, curativo feito. Chamarei o Adilson para instalar sua dieta.

Ele nada respondeu. Agi da mesma maneira nos dois ou três plantões seguintes, até que, em uma pausa para o café conversando com a equipe, comentaram sobre a mudança de humor do sr. Fabrício. Evidentemente, algo não ia bem e ele parecia, intencionalmente, agredir ou afastar aqueles com quem tinha mais contato. Aquilo não fazia sentido para mim e eu decidi que precisava entender melhor o que estava acontecendo – até para que retomássemos o antigo padrão de relacionamento e conexão que tínhamos. Fui para casa pensando nisso. Nos dias seguintes, fiz questão de ficar com o sr. Fabrício na escala, mas ele parecia estar cada vez mais introspectivo e fechado, mesmo eu tendo mudado meu padrão de resposta. Estava incomodada e me sentindo culpada de certa maneira. Meu próximo plantão seria de 12 horas no sábado e estava determinada a mudar aquele cenário.

Cheguei ao plantão ansiosa pela visita de bom dia e por realizar o curativo do sr. Fabrício. A equipe até brincou sobre meu comportamento, pois não estavam entendendo nada. Peguei todo o material e fui para o quarto. Já cheguei com a fala positiva de aproximação e, mesmo antes de começar o curativo, questionei se ele queria fazer alguma coisa diferente naquele dia. Ele, meio assustado, mas aparentemente contente com a pergunta, respondeu que queria dar uma volta no corredor. Apesar de saber a dificuldade de fazer isso num sábado, não titubeei e falei que o faríamos assim que o curativo estivesse pronto. Precisava ganhar a confiança dele! Depois, eu daria um jeito de conversar com minha equipe e com os cuidadores. Então, iniciei o curativo, sabendo que teria uma hora para tentar estabelecer alguma conexão com ele.

No começo, foi difícil! Perguntava coisas técnicas do cuidado e ele, monossilábico, respondia. Depois, ele tomou a iniciativa para falar sobre o banho, a comida e o Carnaval que se aproximava. Quando reclamou da demora para realizarmos a lavagem intestinal, percebi que ele estava voltando ao comportamento habitual. Pensei: aí está o meu bom e velho paciente! Não perdi a oportunidade e perguntei a ele o que estava acontecendo, pois achei que estava muito calado nos últimos dias. Ele nada pronunciou. Por um instante, pensei ter avançado rápido demais e, mais uma vez, perdido sua confiança. Mas logo ele voltou a conversar.

Contou que o cuidador havia escutado que a seção fecharia no feriado do Carnaval para uma pequena reforma e ele estava muito ansioso sobre para onde ele seria transferido, afinal, não queria sair daquele setor e se preocupava pelo fato de nem todos entenderem suas necessidades. Ele ficou falando por quase 20 minutos sem parar. Assim que achei uma brecha, expliquei que desconhecia sobre o fechamento da seção, mas que conversaria com a coordenadora na segunda-feira para entendermos o que poderia ser feito.

Quando cheguei na segunda-feira, a primeira coisa que fiz foi tentar descobrir sobre o planejamento da reforma do setor. Conversei com a coordenadora e falei que tinha descoberto o que estava acontecendo com o sr. Fabrício. Comentei sobre nossa conversa e sobre a preocupação do fechamento do setor. Ela então explicou que não havia nada confirmado e que, muito provavelmente, somente alguns quartos seriam interditados. No mesmo dia, nós duas fomos ao quarto do sr. Fabrício explicar sobre o assunto que o afligia. Ele preferiu ser mantido no quarto onde estava, mesmo com o inconveniente do barulho da obra.

A partir disso, voltamos a ter a confiança e as habituais cobranças do nosso velho paciente. No sábado de Carnaval, a equipe resolveu fazer uma surpresa para o sr. Fabrício, e na passagem de plantão, "pulamos" Carnaval com ele: teve máscara, serpentina e até marchinha de Carnaval. Foi um dos plantões mais incríveis e memoráveis que tive. Sempre me lembrarei da alegria de tê-lo visto, ainda que no leito de hospital, curtindo o Carnaval que tanto gostava.

Posso dizer que essa foi uma das diversas e incríveis pessoas que cuidei e que também cuidou um pouco de mim. Sinto-me cometendo certa injustiça com tantas outras histórias e pacientes que não pude lembrar ou mesmo não escolhi contar aqui. Afinal, foram essas as vivências que, juntas em um conjunto único e exclusivo, me tornaram a profissional que hoje sou. Tais memórias fortalecem o propósito da minha escolha profissional e, mesmo em dias difíceis, sustentam meu orgulho de ser a enfermeira que hoje sou, sem medo de olhar para trás e com muito entusiasmo do que ainda tenho por fazer.

RELATO N. 27

Sou formada em Fisioterapia há 24 anos e atuo em Terapia Intensiva há 23 anos. O que sempre me encantou e me motivou na minha profissão foi ter a possibilidade de cuidar – e na Terapia Intensiva conseguimos ver bem rápido o resultado do nosso trabalho. Estudei Administração Hospitalar e tive a oportunidade de me tornar gestora há cerca de 12 anos no HAOC com a equipe de Fisioterapia da UTI, onde eu já trabalhava há 11 anos. Para não me afastar do que sempre me motivou, todos os dias pego o plantão de todos os pacientes da UTI, discuto os casos com a equipe e passo visita nos leitos para conversar com os pacientes e familiares.

Nem todos os pacientes e familiares conseguem lidar bem com o adoecimento, e principalmente com a gravidade do caso. Muitas vezes, essa dificuldade repercute nas equipes que estão assistindo aos pacientes, que se tornam bastante questionadores, solicitantes e resistentes ao tratamento oferecido.

E não foi diferente com a família da Ângela. Ela era portadora de uma doença neuromuscular que já se encontrava em um estágio avançado, restringindo sua mobilidade e sua comunicação. Uma de suas irmãs, a Ana, era quem estava sempre presente e tomava a maioria das decisões. A Ana demonstrava muito apego à irmã, e estava bastante abalada com a situação.

Ângela estava internada em uma das Unidades de Internação do hospital e um dia apresentou muita dificuldade para respirar, sendo transferida para a Unidade de Terapia Intensiva. Foi necessário submetê-la à intubação e ventilação mecânica invasiva. O quadro clínico apresentava evolução lenta; a equipe médica conversou com a irmã indicando realizar a traqueostomia, porém ela não aceitou. Depois de mais alguns dias, foi possível retirar o tubo para ventilação e colocar a ventilação não invasiva, por meio de uma máscara facial. Mas a Ângela ficou bastante dependente daquele equipamento, e como tinha muita secreção pulmonar, tinha que ser aspirada frequentemente.

Ana ficava praticamente o dia todo na UTI com a irmã, mesmo tendo cuidadoras que ficavam 24 horas por ali passando a ela todas as informações. Ângela, apesar da dificuldade, conseguia se comunicar um pouco, mas o fato de estar com a máscara durante todo o dia, limitava ainda mais sua comunicação. Marta, a cuidadora, era muito ansiosa, e solicitava a equipe o tempo todo, principalmente para tirar e colocar a máscara da ventilação e para fazer as aspirações da secreção.

Foi nesse momento que me aproximei mais da Ana, pois conversávamos em todas as manhãs, e ela compartilhava comigo suas angústias, preocupações e perspectivas. Eu procurava orientá-la e tentava reduzir sua ansiedade. Assim, foi surgindo um vínculo de confiança. Então comecei a pensar no que poderia fazer para ajudar a Ângela a sair da máscara e ter um pouco mais de qualidade de vida, já que sua doença era degenerativa e progressiva. Enquanto ela estivesse dependente 24 horas da máscara de oxigênio e com muita secreção, não poderia sair da UTI.

Ana vinha me passar algumas informações sobre a irmã, mas notava que já sabia de tudo antes que ela me contasse; então ela me indagava sobre como que eu sabia de tudo sobre a Ângela. Explicava a ela que recebia o plantão todos os dias e estava junto com a equipe planejando o tratamento dela. Observei que isso a deixava bem mais tranquila.

Lembrei-me de uma tecnologia que era relativamente recente no Brasil, mas que já tinha vários estudos na Europa e nos Estados Unidos. Havíamos testado essa tecnologia na UTI e solicitado compra do equipamento, mas ainda não havia chegado. Na literatura, não havia estudos com pacientes com doenças neuromusculares, então liguei para o especialista clínico da empresa e compartilhei o caso. Apesar de não ter estudos clínicos publicados, ele me disse que se eu quisesse tentar ventilar a paciente com essa nova tecnologia, a empresa dele nos emprestaria o equipamento e os insumos. Conversei com a equipe médica e com os fisioterapeutas que estavam cuidando dela e todos concordaram em tentar mais essa opção.

Quando o equipamento chegou, expliquei à Ângela e à Ana sobre a tecnologia e que iríamos fazer uma tentativa de ventilá-la dessa maneira, já que o procedimento poderia ser feito por meio de um cateter nasal, o que promoveria maior conforto e deixaria sua boca livre para tomar água e se comunicar melhor. Ana disse que confiava em mim e que autorizava o uso do equipamento. O fisioterapeuta fez a instalação e explicou algumas coisas básicas e importantes à Ana e à cuidadora.

Gradativamente, fomos reduzindo o tempo de ventilação com a máscara e aumentando o tempo com o cateter de oxigênio, até que ela não precisou mais da máscara. Marta tornou-se menos solicitante, o que facilitou o trabalho da equipe; a secreção pulmonar também reduziu, necessitando ser aspirada um número menor de vezes.

Esse processo durou aproximadamente 1 mês, e então o médico responsável pelo seu tratamento comunicou que ela estava em condições de alta da UTI. Ana não se sentia segura em levar Ângela para o quarto, gostaria de mantê-la na assistência intensiva e me procurou para compartilhar suas angústias sobre a nova situação.

Estava muito agradecida pelo conforto que a nova tecnologia proporcionou à sua irmã, mas temia que ela não ficasse bem no quarto. Falei para ela que se o médico havia dado alta era porque ela tinha condições de ficar fora do ambiente da terapia intensiva e que seria bom para a Ângela, pois poderia dormir melhor, afinal ter um sono reparador era fundamental para a saúde. Mantive o compromisso com ela de que os fisioterapeutas da UTI iriam até o quarto cuidar da Ângela durante as noites e ela acabou concordando com a alta, apesar de estar ainda bastante ansiosa e receosa.

Ângela ficou bem no quarto, estava feliz, sorria, recebeu suas amigas, e Ana ficou mais tranquila e feliz também. Às vezes, eu ia até o quarto visitá-las, saber se estavam bem, e Ana sempre agradecia pelos atendimentos que os fisioterapeutas estavam realizando à noite, os elogiava bastante.

Ela ficou cerca de 3 meses no quarto, mas evoluiu com uma complicação abdominal e precisou ser submetida à cirurgia; por isso, foi colocado novamente o tubo para ventilação pulmonar e ela retornou à UTI. Em virtude do novo quadro, os médicos informaram à Ana que não seria mais possível Ângela voltar a usar o cateter, que precisaria mais uma vez de uma traqueostomia. Ana não aceitou. Procurou-me e me pediu para eu não dar o aparelho da irmã para ninguém, pois acreditava que o cateter seria uma possibilidade tão logo possível.

Nesse momento, ela disse que descobriu que eu havia ido atrás do equipamento, pedido emprestado à empresa e só depois que chegou, eu a notifiquei. Falei que preferia não criar expectativas, por isso contei a ela apenas quando tudo estava resolvido. Ana disse que me admirava muito e que seria eternamente grata, pois em função do uso do cateter a irmã pôde ficar no quarto e receber amigos e familiares. Pediu-me desculpas por não ter confiado 100% em mim quando a irmã teve alta para o quarto, mas que tudo o que combinamos foi cumprido.

Continuei a conversar com a Ana todos os dias, e como já havia estabelecido um vínculo forte, começamos a conversar sobre os conceitos de cuidados paliativos; no entanto, ela não aceitava estabelecer medidas de conforto para a irmã, pois queria que fosse feito tudo o possível até o final. Expliquei que poderíamos estar prolongando o sofrimento da Ângela, com uma qualidade de vida já comprometida, portanto, sugeri que refletisse sobre isso. Ana respondeu que mesmo se colocando no lugar da irmã, escolheria que fosse feito tudo até o final.

Como Ângela não evoluía satisfatoriamente, os médicos abordaram Ana e disseram que o tempo limite para a realização da traqueostomia havia chegado e que ela deveria tomar a decisão. Ela me procurou desesperada, porque tinha também uma questão familiar: a mãe e as irmãs não aceitavam o procedimento e avisaram que se ela autorizasse, teria problemas com todas elas. Enfim, disse para Ana que não adiantava ficar adiando a decisão, pois sua irmã estava naquela agonia há dias, e tudo aquilo fazia muito mal a ela; o melhor era resolver logo a situação.

Ana então autorizou o procedimento e não apareceu na UTI nos 3 dias subsequentes. Quando voltou, me disse que havia ficado acamada durante esses dias porque não conseguia aceitar a situação. Nos dias seguintes, continuamos compartilhando algumas experiências e tentei ajudá-la a ver o momento com mais tranquilidade. Percebi que já não poderia fazer mais nada para ajudar Ângela, mas que meu apoio era importante para a Ana.

Foram muitos dias até a partida de Ângela, que ocorreu num dia que eu não estava no hospital.

Aprendi, ao cuidar dessas irmãs, que mesmo ocupando uma posição de gestão, você pode indiretamente continuar cuidando das pessoas. Fortaleceu ainda mais minha convicção de que um líder precisa estar sempre atualizado e trazer para sua equipe inovações, já que quando estamos bem instrumentalizados podemos oferecer a melhor e mais eficaz assistência. Já para as cuidadoras Monica e Marta, a presença do líder mostra que a equipe é coesa e que mesmo que haja mudança de profissional na assistência, ele estará ali para garantir que o cuidado planejado não mudará. Deixar o paciente e a família seguros faz toda a diferença na sua experiência.

Referências bibliográficas

1. Koloroutis M, Gerolin FSF. Cuidado baseado no relacionamento: um modelo para a transformação da prática. São Paulo, Atheneu; 2012.
2. Silva MJP. Comunicação tem remédio: a comunicação nas relações interpessoais em saúde. São Paulo. 9. ed. São Paulo, Loyola; 2013.
3. Steinberg M. Os elementos não verbais da conversação. São Paulo, atual. 1988.
4. Pontes AC, Leitão IMTA, Ramos IC. Comunicação terapêutica em Enfermagem: instrumento essencial do cuidado. Rev. Bras. Enferm. (Internet). 2008;61 (3):312-8. Acesso em 10 jun. 2019.
5. Dicionário Michaelis Online. Disponível em: https://michaelis.uol.com.br/moderno-portugues/busca/portugues-brasileiro/raiva/.
6. Viscott D. A linguagem dos sentimentos. 18. ed. São Paulo, Summus; 1982.
7. Goleman D. Inteligência Emocional – A teoria revolucionária que redefine o que é ser inteligente. Rio de Janeiro, Editora Objetiva; 2011.
8. Rosenberg MB. Comunicação não violenta – Técnicas para aprimorar relacionamentos pessoais e profissionais. Vilela M (trad.). São Paulo, Ágora; 2006.
9. Altmann TK. Attitude: a Concept Analysis. Nurs Forum. 2008;43 (3):144-50. Disponível em: http://dx.doi.org/10.1111/j.1744-6198.2008.00106.
10. Dicionário Online de Português. Disponível em: https://www.dicio.com.br. Acesso em 20 jul. 2019
11. Manthey M. A prática do *primary nursing*: prestação de cuidados dirigida pelos recursos, baseada nos relacionamentos. 2. ed. São Paulo, Atheneu; 2014.
12. Pontes AC, Leitão IMTA, Ramos IC. Comunicação terapêutica em Enfermagem: instrumento essencial do cuidado. Rev. Bras. Enferm. (Internet). 2008;61 (3):312-8. Acesso em 10 jun. 2019.

Capítulo

8

Cuidar de você e de sua família fez com que eu percebesse o quanto posso ser importante na vida de alguém

Andréia Ramos Lira

Eduardo Baptista de Almeida

Patrícia Angélica Teixeira de Faveri

A diversificação, a complexidade e o dinamismo do ambiente hospitalar nos levam a considerar que essa é uma organização muito peculiar, um ambiente vivo que se modifica constantemente, o que o torna diferente de qualquer outra empresa e torna sua administração um desafio. Há uma particularidade que redireciona a prática da gestão para um aspecto que não pode ser menosprezado: o fator humano.[1] O Hospital Alemão Oswaldo Cruz, ao ter descrito seu Modelo Assistencial, deixa claro e exposto como o fator humano pode ser o diferencial em relações muito mais amplas que apenas a resolução total ou parcial dos motivos que levaram um paciente ao hospital.

Dentro de um hospital, as pessoas são protagonistas desse enredo. Sejam os colaboradores, os pacientes, os acompanhantes ou os familiares. São aqueles que, fragilizados pela sua condição de saúde ou pela condição de saúde de uma parte da família, precisam encontrar uma estrutura física e humana não apenas tecnicamente resolutiva, mas também acolhedora e humanizada.

As relações humanas nesse ambiente são complexas, repletas de altos e baixos e se baseiam na forma de comunicação entre o profissional, o paciente e o familiar. A maneira como o profissional se comunica de forma verbal e não verbal tem influência direta na capacidade de manter-se um relacionamento de confiança e segurança.[2]

A pessoa doente e sua família têm necessidades de atenção e de ajuda, no qual o cuidado prestado não pode se limitar apenas ao corpo, mas deve estar associado aos cuidados com a mente e a alma de cada um.[3]

Neste capítulo, abordaremos o quanto os colaboradores do hospital, que também são protagonistas desse enredo, aprendem e lidam com as relações humanas no momento de cuidar entre paciente, seu familiar e o profissional de saúde, demonstrando o quanto podem ser modificados com as experiências adquiridas no seu ambiente de trabalho. Além disso, como esses profissionais alteram histórias de vida e podem tornar-se parte importante na vida de alguém a partir desse relacionamento que transcende o profissional exclusivamente técnico, mas também em diversas outras situações, como nos relatos que serão descritos. A propósito, veja a seguir o trecho de um relato sobre a fala de um familiar, após ter saído com o paciente de alta:

> (...)
>
> — Hoje a gente cuida tão bem dele em casa porque você me ensinou a cuidar dele.
>
> **Relato n. 28**

Cuidar é uma competência que se espera além do conhecimento técnico; é sobre conhecimento se relacionar com o outro que se traduz em desvelo, solicitude, diligência, zelo e atenção. A prática do cuidar é um ato de unicidade e singularidade que se revela através da presença, da escuta, do toque, da partilha de sentimentos e vivências, de dar oportunidade à outra pessoa.[4]

O sentimento de ser importante na vida de outra pessoa enaltece a dignidade humana. A preocupação pelo outro, que é um ser vulnerável, articula-se de duas maneiras: 1) o cuidado competente; e 2) o cuidado pessoal. O primeiro, compreende os aspectos da corporeidade humana, e o segundo, diz respeito ao cuidado que envolve afeto, empatia e sensibilidade.[4]

O ser humano vive o significado de sua própria vida por meio do cuidado.[4] O aspecto fundamental do cuidado é o deslocamento de interesse de nossa realidade para a do outro, ou seja, para que eu me emocione, para que desperte em mim algo que perturbe a minha própria realidade ética, devo encarar a realidade do outro como uma possibilidade para a minha própria realidade. Emerge, assim, outra conotação além do "existencial" no cuidado, que é o "relacional", isto é, o eu com o outro e para o outro. Nesse sentido, o cuidado passa a ter uma conotação de "interessar-se pelo outro", e isso, de certa maneira, movimenta ambos, materializa-se nos relacionamentos do dia a dia dentro de um hospital, como em um dos relatos a seguir:

> Em um determinado momento, acho que ela percebeu que as coisas não estavam indo tão bem, ela segurou minha mão e disse com os olhos cheios de lágrimas: — Por favor, não quero ir para a UTI, não quero ficar longe do meu marido. (...) Naquela noite fiz tudo o que estava ao meu alcance para que ela pudesse permanecer segura no quarto (...). Às 6h30, quando fui verificar os sinais vitais (...), ela olhou pra mim e disse: — Muito obrigada por ter cuidado de mim essa noite (...). Naquele dia, me senti a enfermeira mais realizada do mundo (...).
>
> **Relato n. 36**

Importante ressaltar que o encontro genuíno entre o profissional de saúde e o paciente e família só vai se efetivar quando os profissionais estiverem preparados e disponíveis para tal ocorrência.[1]

Envolver-se através de uma relação interpessoal respeitosa, com compaixão e carinho, além de compartilhar experiências, traz à tona nossos medos e sofrimentos, o que nos ajuda como profissionais aprender a lidar com os nossos próprios sentimentos, permitindo a todos os envolvidos evoluir enquanto seres humanos.[4]

O processo de cuidar, no sentido da relação entre dois seres humanos, constitui-se de duas vias: o de um ser humano dotado de preparo técnico-científico e disponível para o cuidado efetivo; e de outro ser que está necessitando de ajuda de um profissional. Desse modo, o paciente se sentirá satisfeito com o cuidado e o afeto recebidos, e, certamente, pensará positivamente sobre o fato e emanará um sentimento correspondente, que refletirá beneficamente sobre o profissional.[1] E isso pode ser constatado no trecho de um dos relatos:

> (...)
>
> A família várias vezes falou que gostava que eu fosse lá no quarto. Eles sabiam que a gente não ia curá-lo a ponto de dar alta, mas eles sabiam que aquilo que a gente fazia lá dentro do quarto, para eles fazia a diferença e para o paciente principalmente. Eles gostavam da nossa abordagem. (...).
>
> **Relato n. 31**

Os pacientes e familiares se sentem fortalecidos quando percebem que o profissional de saúde permite que os sentimentos de empatia e carinho acompanhem o conhecimento técnico-científico lado a lado, pois constatam, de forma corporal e psíquica, que puderam vivenciar o processo de modo pleno e com a sensação de terem sido cuidados por profissionais competentes, atentos aos aspectos físicos e emocionais. A sensação de ser compreendido quanto às suas necessidades plenas e de ter recebido o devido suporte para o enfrentamento das situações difíceis traz conforto e facilita o processo de cura ou aceitação.[5]

Os pacientes têm um desejo profundo de serem compreendidos em suas necessidades por cuidados e tal compreensão é um passo fundamental que requer o compromisso do profissional em tentar atendê-las. É essencial que haja a devida disponibilidade do profissional de saúde para que isso ocorra, o que demanda certa condição corporal e mental. É importante, notadamente, a partir da perspectiva do profissional, a abertura para a verdadeira efetivação do cuidado em sua plenitude, pois isso certamente contribuirá para a humanização da assistência.[5]

Um cuidado ético e humanizado pode ser o único meio para garantir a manutenção da dignidade e do respeito pelo paciente e seus familiares.[4]

Um paciente, conforme um relato deste capítulo, deixou uma carta para a equipe que cuidou dele antes de sua morte, traduzindo a importância do envolvimento de todos para ele:

> (...) que os profissionais eram muito mais do que profissionais, que eram amigos e que o enxergavam com muito respeito e que se

importavam com o que ele necessitava. Nesse momento a equipe desmoronou em choro, pois não imaginavam o quanto eles foram importantes para o Sr. Celso.

Relato n. 30

Alguns trabalhos buscam respostas sobre os diversos sentimentos da equipe assistencial no processo de cuidar. Em um deles, foi identificado que os técnicos de enfermagem, bem como a equipe multiprofissional de uma UTI vivenciam muitos sentimentos paradoxais. Nos discursos verificou-se que caminham juntos: alegria e tristeza, sofrimento e prazer, estresse e gratificação, realização pessoal e impotência. Há o sentimento de gratificação, de prazer, de realização pessoal e profissional quando o paciente recebe alta. É o sentimento de se ter cumprido com a sua missão que é o cuidar, ou seja, o salvar vidas, sentir-se útil. Quando o paciente se recupera, o profissional sente-se vitorioso e desfruta de sentimentos de prazer. Consegue perceber que os resultados de seus esforços valeram à pena. Vivencia a sensação de que colaborou para que o paciente grave se recuperasse, e sente que conquistou uma nova vida.

Relatos deste capítulo

RELATO 28

Decidi contar essa experiência que tive por que nós, farmacêuticos, somos considerados praticamente como setores administrativos e sem relação nenhuma com paciente, então nesse caso específico eu me senti até importante no cuidado e na manutenção do cuidado depois da alta. É um paciente que a gente acompanhou em diversas internações anteriores, em que o transplante não havia dado certo. Inclusive o paciente tem uma filha que é quase da mesma idade que eu. Percebíamos que a família estava bem ansiosa e angustiada, pois o transplante não havia dado certo nas outras tentativas. Então nesta internação que ele entrou para um novo transplante, o resultado foi diferente pois desta vez deu certo. O contato já existia anteriormente, a relação com a família já existia e foi mais natural, pois ele já me conhecia e já me chamavam para olhar algumas coisas. Aí quando ele voltou da UTI a gente continuou o contato e o acompanhamento (...).

Eu vi assim (...) o quanto que ele melhorou (...) uma pessoa que estava bem debilitada e depois do transplante ele voltou outra pessoa. Inclusive reclamava de algumas coisas e voltou totalmente diferente com uma nova visão da vida. Aquilo me deixou bem intrigada. Era um senhor de setenta e três anos de idade que já não esperava muito mais da vida e voltou outra pessoa querendo viajar, querendo uma série de coisas.

Para mim, o que este caso impactou foi o fato de você conseguir ser importante no cuidado de alguém e ver que não somos apenas uma pessoa liberando uma prescrição, mas também estamos interagindo com o paciente. Isso realmente faz a diferença no cuidado dele.

No dia da alta, fomos conversar e ele me agradeceu, chamou toda equipe. Fomos fazer uma orientação juntas, eu e a enfermeira. Ele agradeceu demais e a filha também agradeceu. Ela era bastante orientada sobre o cuidado do pai, já sabia todos os remédios e até me ensinou o que ele tinha que fazer em casa. Então, no contato pós-alta que fizemos com a filha, a mesma me agradeceu muito e falou: — Hoje a gente cuida tão bem dele em casa porque você me ensinou a cuidar dele.

Esse é o contato que nós, farmacêuticos, esperamos ter com todos os pacientes. Infelizmente, nem sempre conseguimos com todos. Acredito que seria o ideal, pois isso nos motiva a fazer o melhor para cada um independente de suas histórias.

Essa história, principalmente por ser uma mudança de vida tão grande, que é um transplante na vida de alguém, faz com que o paciente fique totalmente aberto a orientação e a ajuda. Se eu fosse contar um caso específico que mudou a visão de como é o transplante, acredito que foi ele quem mais me impactou como pessoa até hoje em cinco anos que estou aqui (...).

É você observar a vida dele e achar que não tem mais nenhuma expectativa, de achar que o fígado não ia aparecer já depois de duas tentativas, que já não tinha dado certo e, portanto, na terceira eles achavam que também não daria (...).

Ele virou outra pessoa, chegando a verbalizar: — Eu quero viajar, quero ver meus netos. Mudou totalmente de um dia para o outro. O transplante foi num dia e no dia seguinte que ele saiu da UTI, já era outra pessoa.

Como farmacêutico, é marcante perceber como conseguimos entender a nossa posição de ajuda ao paciente, pois achamos que estamos aqui só para contribuir, no entanto, percebo, mas o quanto nossa orientação impacta na vida e no cuidado. A orientação com ele demorou ao redor de trinta minutos. A enfermeira estava conosco e queríamos saber se ele realmente havia compreendido o quanto era importante para ele aquela orientação dos imunossupressores, dos horários, etc. Estes trinta minutos que eu tirei do meu dia para sair da rotina de liberar prescrições de medicamentos e entrar no quarto daquele paciente fez toda a diferença na vida dele. Depois, quanto telefonamos para fazer o contato pós alta, a filha nos informa que ele estava muito bem. Ela falou que ele cobra os horários para tomar o remédio, que estava bem orientado. É uma situação que você sai do automático, da sua rotina. Parar por trinta minutos e ter certeza que o paciente está indo embora com tudo na cabeça, com tudo entendido e assimilado. Ele era um paciente que não tomava muitos medicamentos, ele tinha uma prescrição pequena. Muitas vezes, uma pessoa de setenta e três anos, quando você fala dos medicamentos que precisa fazer uso, ele já confunde uma coisa com a outra. Quando fizemos a orientação para alta, realizamos a leitura juntos do calendário dos horários para administração dos medicamentos e ele nem estava mais lendo. Já sabia todos os nomes dos medicamentos, o que era e qual o horário que ele tinha que tomar. Ele, portanto, assimilou tudo naquele momento da orientação.

Em todos os contatos telefônicos pós-alta, a filha do paciente reforçava que ele estava assimilando o que tinha sido passado e que cobrava e pergunta dos remédios. Portanto, ele era uma pessoa que não estava sendo cuidado, e sim, estava se cuidando. Ele saiu de alta hospitalar sabendo o que era importante para ele; não foi só uma orientação para a filha; o paciente saiu entendendo que precisava tomar aqueles remédios imunossupressores no horário certo, todos os dias e não esquecer. A orientação geral da alta foi para o paciente e a filha junto com a enfermeira. E essa orientação fez a diferença na vida dele.

RELATO N. 29

Há várias histórias que às vezes o paciente agradece o nosso atendimento, mas acho que uma história que me marcou muito foi logo quando eu me tornei o farmacêutico-referência daquela unidade de internação, que aliás, fazia pouco tempo e, antes disto eu atuava em outra unidade de internação. Fui até lá fazer uma orientação de relacionada a administração de um anticoagulante, como já era de rotina. Como todas as orientações, a paciente estava internada, era uma sexta-feira, e ela teria alta provavelmente no final de semana seguinte, estava só aguardando um último resultado de exame. Ela estava sendo acompanhada pela hematologia e estava aguardando o resultado de um exame para esclarecer se estava com uma doença genética. Lembro-me que pouco tempo antes eu tinha amizade com uma enfermeira e ela falou para mim: — Quando alguém estiver triste, oferece um abraço. Lembro que neste dia eu fui lá, orientei a paciente e ela não parava de chorar porque estava com muito medo; o médico havia confirmado para ela que de fato ela estava com uma doença de origem genética e ela estava entendendo que era uma mutação, algo muito grave. E ela então falava assim: mutação! Parece aquelas coisas de programa de televisão, como "eu sou diferente de todo mundo". Ela não parava de chorar e depois que eu fiz a orientação, conversei com ela, expliquei e ao termino, como ela não parava de chorar, eu falei para ela: — Posso te dar um abraço? Eu a abracei e ela parou de chorar e disse: — Fica tranquila; não fica assim; espera o resultado do exame amanhã para depois você conversar com o médico. Isso foi marcante para mim (...).

Às vezes a gente acha que não podemos ter este contato físico com o paciente; por isso até perguntei se a mesma queria um abraço. Foi gratificante.

Depois que fiz toda a orientação, pensei: acabou minha parte farmacêutica, agora é minha parte de ser solidária a ela pelo fato de estar se sentindo triste; colocar-me mesmo no lugar dela. Ela estava se sentindo triste, estava sozinha, era jovem; era como se ela estivesse ali sem proteção, sem ninguém, e por isso que na hora percebi que ela estava vulnerável e naquele momento me veio a lembrança da enfermeira e pensei: acho que agora é a hora do abraço (...). É isso!

RELATO 30

Quero contar o caso do Sr. Celso; ele tinha na época quarenta e sete anos de idade, era viúvo, inclusive sua esposa havia falecido aqui no hospital, sendo que coincidentemente e eu também havia cuidado dela. Foi um reencontro. Ele tinha dois filhos adolescentes. Chegou no pronto-socorro com quadro de dor abdominal importante, não tinha nenhum diagnóstico nem exames de imagem. Descobriram que ele tinha nódulos no fígado, era provável que fosse um câncer no fígado além de TEP (tromboembolismo pulmonar). Quando foi identificado, ninguém sabia por onde começar o atendimento. Não sabiam se chamavam primeiro o oncologista ou davam andamento no tratamento do TEP. Como ele tinha acompanhado a esposa no hospital durante seus atendimentos, ele queria que o médico da sua esposa o acompanhasse também, pois já tinha vínculo entre eles e isto foi fundamental. Esse médico se sensibilizou com toda questão e acionou o grupo de atendimento em cuidados paliativos. O Sr, Celso não conseguia iniciar o tratamento oncológico devido a existência dos trombos. Podia ser que tudo desse certo ou tudo desse errado; poderia acontecer de dissolver os trombos e conseguir ficar bem e iniciar o tratamento oncológico, mas podia ter uma parada cardíaca a qualquer momento. Havia, portanto, a eminência de morte o tempo todo. Ele pedia nossa ajuda para criar vínculo e tentar entender o que era importante e trabalhar isso o máximo possível, pois a qualquer momento ele podia complicar. Ninguém sabia como ele ainda estava vivo. Esses trombos e o câncer traziam sintomas importantes para ele, como falta de ar e elevação dos batimentos cardíacos, além do edema nas pernas. Na primeira vez que eu o vi e questionei o que ele sentia, ele disse que tinha dor, mas não era uma dor física e sim uma dor de não poder ir ao banheiro sozinho, de perder sua autonomia. Na área de cuidados paliativos denominamos isto de "dor total", que envolve outros aspectos que vão além do físico. Ele se sentia muito cansado, não queria conversar muito, apesar de ser respeitoso com todos. Ele queria companhia apesar de tudo. Sugeri trazer a capelã para conversar com ele e lermos algum texto. A capelã levou três livros, um de espiritualidade, um de autoajuda e o Pequeno Príncipe. Ele escolheu o Pequeno Príncipe. Decorava a página que eles haviam parado a leitura e toda vez que ela voltava, ele falava: — Paramos na página tal. Muitas vezes ele dormia enquanto ela lia e quando ele acordava ele pedia para ela continuar, pois se sentia seguro quando tinha alguém no quarto. Ele tinha bastante dificuldade para dormir sozinho.

Um belo dia ele teve que ser transferido para a UTI e fazer uma drenagem no abdome. Foi o momento que mais me marcou, pois eu estava na minha sala e a psicóloga tinha ido visitá-lo. Quando ela chegou lá ele estava extremamente ansioso, não conseguia nem conversar, pois durante a visita médica da manhã haviam dito que ele faria este procedimento. Outro médico passou e falou que talvez fizesse, dependeria do resultado do exame de sangue. Em seguida passou outro profissional e não sabia se ele faria o exame, com isso ele ficou muito ansioso. Nesse momento ele recebe a visita da capelã, porém esta também não consegue acalmá-lo. Neste momento chegam duas mensagens pedindo para que eu fosse até a UTI para ajudar naquela situação. Quando cheguei lá, ele estava muito bravo porque ele queria sair da UTI. Estava nervoso porque ninguém dava informação para ele, não sabiam o horário e nem se iria realmente fazer o exame. Então fiz um acordo com ele. Solicitei para que ele me aguardasse dez minutos para verificar o que estava acontecendo e voltaria para dar as informações e definir o que iria acontecer. Ele aceitou os dez minutos combinados. Enquanto isso a capelã e a psicóloga realizaram alguns exercícios respiratórios com ele. Conversei com a enfermeira de plantão e com o médico da UTI para entender o que estava acontecendo e estes compreenderam que sua ansiedade era decorrente de não saber o horário que seria o exame. Percebemos que o médico que faria o procedimento também não estava sabendo. Entraram em contato com o médico e este prontamente se organizou para realizar o exame em uma hora. Voltei para o quarto com a informação de que o médico viria em uma hora e meia, expliquei que este o avaliaria e, se estivesse tudo bem com os exames, ele realizaria o procedimento. Perguntei se ele poderia aguardar uma hora e meia e ele aceitou, porém com o compromisso de que de fato isso seria cumprido. Nesse momento tive a oportunidade de explicar sobre o procedimento e da importância em permanecer na UTI até a realização do exame, pois seria importante ele estar sendo monitorizado, sendo acompanhado de perto pela equipe médica. Ele foi se acalmando e aceitou permanecer por vinte e quatro horas na UTI. O médico chegou no prazo, realizou o procedimento e o Sr. Celso retornou para o quarto, que era justamente o que ele queria. Neste momento, a capelã e a psicóloga continuaram o trabalho que estavam realizando com ele. Estavam fazendo o que é chamado de Terapia da Dignidade, elaborando cartas para a filha e para o irmão. Ele teve a oportunidade de continuar esse trabalho no quarto e foi muito bacana. O que mais me marcou, foi que, muitas vezes, alguns dos sintomas que eram encontrados, não necessariamente serão resolvidos por aquela especialidade que cuida desse sintoma, por exemplo. Ele estava ansioso, porém naquele momento não foi a psicóloga que resolveu. Foi a equipe de enfermagem, mas quando ele tinha dor no quarto, não era a enfermagem que fazia essa dor melhorar e sim a psicóloga. Com isso, pudemos perceber que precisamos ampliar a nossa mente. Para resolver um problema, às vezes não sou eu, ou não é o médico, precisamos estar em sintonia com toda equipe, aí é que descobrimos a verdadeira beleza da transdisciplinaridade, que ficou muito marcado para todos nós.

Ele foi acompanhado até o fim; faleceu sob sedação paliativa e deixou registrada sua gratidão pela equipe que prestou os cuidados, porém não tinha tido a oportunidade de falar isto para toda a equipe. Então, depois do seu falecimento, fomos fazer o fechamento do caso com a equipe daquela unidade de internação. Contamos para a equipe o que ele havia deixado de mensagem, que os profissionais eram muito mais do que profissionais, que eram amigos e que o enxergavam com muito respeito e que se importavam com o que ele necessitava. Nesse momento a equipe desmoronou em choro, pois não imaginava o quanto eles foram importantes para o Sr. Celso.

As cartas elaboradas no decorrer da internação foram entregues para os familiares após o óbito. Foi marcado um encontro com o irmão do paciente e ele ficou bastante tempo com a Psicóloga e a Capelã. Foi um momento de muitas lembranças, de agradecimento, de choro, de muita emoção, conseguindo mostrar o momento de luto.

Nossa equipe ainda se encontra em luto, pois não conseguimos nos desfazer das anotações realizadas, as quais deveriam ser desprezadas após o término do caso, porém ainda estão conosco.

RELATO 31

Vou contar a respeito desse envolvimento da parte assistencial com um paciente, ou familiar, mas na verdade quando li a proposta deste livro não pensei muito num paciente em específico, mas sim, em vários pacientes. Fiquei pensando que quando a gente cuida de alguém, acaba cuidando sempre do amor de alguma pessoa. Sempre fico pensando, que quando vou atender um paciente, mesmo sendo um paciente idoso ou confuso, eu gosto de ficar conversando com ele, gosto de conversar a respeito do que ele fazia do trabalho dele, não consigo vê-lo como alguém que internou doente. Gosto de entender o que ele foi, o que ele fez, gosto de interagir muito com a família, com a esposa. É gostoso perguntar para ele, ou para ela, como eles se conheceram, mesmo que ela fale: — Ah, já faz cinquenta anos, sessenta anos de casados. Acho gostoso conversar a respeito disso, de como se conheceram, o que eles faziam. No dia a dia a gente acaba se envolvendo com determinados pacientes, com determinadas famílias, pelo tempo as vezes prolongado de internação, pela empatia maior, pelo carinho, enfim. Lembro-me de um paciente que a interação na verdade não foi nem tanto com ele, mas foi muito com a esposa e com a filha dele. Era um paciente que já havia se internado no hospital havia quatro meses com déficit neurológico o qual estava em investigação. Eu havia atendido ele nesta internação anterior. Eu conversava muito com o paciente. Ele era um senhor muito culto, conversava bastante, lia muito, então a gente tinha muito assunto para conversar sobre tudo. Neste período de quatro meses o estado neurológico dele piorou muito e quando reinternou, já não estava mais falando, já não comia. Seu diagnóstico já estava fechado. Iniciou então o atendimento da equipe de cuidados paliativos, e quando ia atende-lo, eu conversava muito com a esposa e com a filha, porque como eu havia conhecido e atendido ele antes, na outra internação, sendo a evolução foi muito rápida, isto foi um choque para elas. Eu compreendia um pouco o drama delas, porque elas sempre me questionavam: — Foi muito rápido né? Ele nem está mais conseguindo conversar com a gente, abrir o olho (...). Quando eu ia até o quarto dele elas já me chamavam pelo nome, e não mais pela fisioterapia, já tinha um entrosamento. A gente conversava de outras coisas também. Havia um trabalho bacana com a equipe, com a enfermagem, com os técnicos e a capelã esteve muito presente. Eu e a capelã conversávamos muito a respeito deles, porque a esposa sempre desabafava comigo. Ela dizia que eram sessenta anos juntos. Questionava como ela iria lidar com aquilo, pois sabia que a hora dele estava chegando (...) então, ao mesmo tempo que eu fazia a fisioterapia, sendo o objetivo nesse momento, o conforto, conversava muito com a família sobre o que dava para fazer, o que não dava. Tinha dia que a esposa estava mais ansiosa, outros dias mais calma. Os filhos agiram com bastante serenidade neste momento bem difícil. Achei que eram pessoas bem evoluídas nesse ponto. No dia a dia a gente via que ele estava realmente piorando, mas o legal foi essa união da equipe, da família como um todo e sempre acabo lembrando daquilo que falei no começo desta nossa conversa: eu estou cuidando do amor de alguém. E esse amor de alguém era dessa esposa e da filha. Quando ele partiu, eu também senti um pouquinho. Mas, a gente acaba sendo protagonista de uma história bacana. A gente não consegue alterar o curso de um doente, mas a gente consegue alterar como que é esse curso, de ter esse dom de conseguir dar um conforto num momento que na verdade, não tem muito o que fazer. Nos cuidados paliativos a gente pode proporcionar o melhor agora, mas não a cura. Não é que a gente está dando a cura, mas a gente está conseguindo dar conforto para ele e até para a família. A família várias vezes falou que gostava que eu fosse lá no quarto. Eles sabiam que a gente não ia curá-lo a ponto de dar alta, mas eles sabiam que aquilo que a gente fazia lá dentro do quarto para eles fazia a diferença e para o paciente principalmente. Eles gostavam da nossa abordagem. Este paciente me marcou bastante. Tem uns que passam muito rápidos, mas tem uns que ficam um pouco mais. Tem outros que você atende apenas dois dias, mas a empatia é muito grande. E, sempre fica aquela coisa na minha cabeça: para quem está no hospital, a gente sempre acaba cuidando de alguém (...) não de uma doença, de um pós-cirúrgico, mas de alguém que tem uma vida ativa lá fora, que tem marido, esposa, filhos, sonhos (...) então sempre procuro não limitar esse paciente a ser só um procedimento. Às vezes o paciente nem consegue ter contato conosco. Porém, conversando com os filhos, acabo gostando de ouvir o que eles fazem. O paciente as vezes não consegue relatar o que ele faz, mas é um senhor de noventa anos de idade que o filho fala sobre histórias do pai. Já ouvi histórias, por exemplo, como foi o caso de quando atendi um senhor engenheiro que havia trazido o sistema de BIP para o Brasil! Já atendi uma senhora que a filha falou que ela era muito elegante e que ela apertou a mão do Albert Einstein! Adoro essas histórias! Teve uma que era desenhista de joias da HStern e me contava quem foi HStern, que chegaram a conviver com ele. Então todas essas histórias me interessam durante o atendimento. Eu acabo trocando ideias a respeito disso, por mais que o paciente não fale (...) ou será que eu é quem fala demais? Risos. Acho muito gostosa essa interação com o paciente!

RELATO 32

Teve uma vez no pronto-socorro que chegou um paciente com dor no peito, tendo referido dor logo na triagem para passar em consulta. Era uma dor muito forte e eu poderia não ter dado tanta importância. Porém, como ele falou: eu estou com dor no peito, eu já o coloquei na sala de emergência e realizei o eletrocardiograma, e na hora que eu estava fazendo o exame ele apresentou parada cardíaca. Iniciamos rapidamente as manobras, eu e a equipe assistencial e depois de um tempo ele voltou a respirar e saiu da sala de emergência consciente e querendo saber o que tinha acontecido. Passado um mês, a esposa dele veio ao Pronto Atendimento para passar em consulta. Ela me viu no setor de triagem e conversou comigo, porém eu não se lembrava dela. Ela disse: — Ah! Você quem atendeu meu marido no dia que ele foi para a sala de emergência. Eu respondi: — Ah! Tá! Então lembrei do caso. Ela disse: — Quero te agradecer porque você foi muito prestativa, muito rápida. Foi tudo muito rápido e se não tivesse sido assim meu marido não teria sobrevivido. É por isso que eu volto aqui, porque eu gosto do hospital, aqui é um lugar onde a gente é bem acolhida e vocês são muito profissionais. Por isso eu considero aqui um ótimo hospital além de considerar a enfermagem daqui ótima. Para mim, este é o melhor hospital e a melhor enfermagem! Eu fiquei muito feliz porque dificilmente a gente tem contato com o paciente depois que ele vai embora; dificilmente ele vai voltar. Ele só volta se tiver outro problema. Achei isso muito legal e ela lembrou logo de cara de mim; muitas vezes a gente não se lembra do rosto da pessoa, pois atendemos muita gente no pronto-socorro e é muita correria. Em um momento de tão grande estresse, um momento que ela chegou desesperada, fizemos tudo o que foi possível por ele e ele saiu bem. Ela ficou muito agradecida. Então isso me marcou demais. Temos que valorizar a queixa do paciente e dar importância para o que o paciente e a família estão falando. Isso foi algo que realmente me marcou.

Outra experiência no pronto-socorro foi em um dos plantões em que tínhamos muitos pacientes para atender. Eu estava passando no corredor onde ficam os boxes dos pacientes. Um destes pacientes estava internando para fazer tratamento devido a presença de cálculo no rim. Ele estava muito apreensivo, chegou com cólica renal, com muita dor. Ele estava muito apreensivo devido ao procedimento porque ele não sabia como seria. Ele me parou e disse: — Moça, vou fazer uma cirurgia, você pode me explicar como é? E respondi: — Calma, fica tranquilo, vai dar tudo certo. De repente o senhor pode ir ao banheiro e essa pedrinha sai sozinha e o senhor nem precisa ficar internado. Não precisa ficar tão apreensivo, fica calmo. Daí eu voltei para o que eu estava fazendo e depois de minutos ele veio atrás de mim dizendo: — Moça! Moça! Eu consegui! Fui até o banheiro e a pedra saiu! Eu sorri e disse: — Está vendo? O senhor relaxou e ficou bem. Ele respondeu: — Nossa, muito obrigado pelas suas palavras e por me tranquilizar. Foi legal porque em um momento de tanto estresse que a gente está, conseguimos voltar e dar um pouquinho de atenção. Mesmo que seja um tempo pequeno que gasto com o paciente, vale muito a pena. Às vezes ele está com dor, aflito e um minuto que você consegue dar atenção para ele e dizer: — Você vai ficar bem. Isso pode mudar tudo. É muito importante.

RELATO 33

Foi uma história muito interessante que eu sempre escutei de vários colegas que passaram por algo semelhante, mas que eu nunca percebi que iria acontecer comigo. Foi num desses dias no passado em que eu trabalhava numa das unidades de internação onde tem muitos pacientes com câncer intestinal e pacientes idosos.

O que me marcou bastante foi que era um casal de idosos onde quem estava hospitalizado era o marido. Tinha ao redor de setenta e oito anos de idade e estava com câncer intestinal. Foi submetido a cirurgia e estava em reabilitação. A esposa dele e eu criamos muita afinidade, como se eu fosse uma referência para ela. Todos os dias ela me procurava para saber como estava a evolução do caso do marido, e eu sempre explicando e entendendo o quanto ela estava apreensiva, pois eram só os dois, não tinham filhos, só tinham sobrinhos que vinham as vezes visitar. Sentia como se eles tivessem me adotado para fazer ali o elo entre a realidade e a doença. Sempre me coloquei a disposição dos dois. Uma vez estava eu e ele no quarto e ele me pediu: — Se acontecer alguma coisa comigo, você cuida dela aqui no hospital? Então respondi: — Mas como vai acontecer alguma coisa? Levando para o lado mais otimista, mas se acontecer alguma coisa eu vou dar apoio sim. Ele queria que eu ajudasse, pois ela tinha Alzheimer; até então estava controlado, aparentemente com discurso normal, controlada.

Com o passar do tempo, ele foi perdendo suas funções, evoluindo de uma maneira ruim, incontinente, ora conversava ora não. Entrou em cuidados paliativos. E como transmitir isso para sua esposa, que ainda nutria uma esperança em relação ao marido melhorar? Ela nunca soube que ele tinha me pedido para cuidar dela. Ele havia solicitado que eu não contasse a ela, pois entendia que se isso acontecesse, ela entristeceria e a doença dela poderia piorar.

Em uma sexta-feira, os médicos decidiram iniciar sedação e eu expliquei para ela por que e o que era a sedação. Ela estava muito apreensiva porque ele tinha muita dor. Ela sempre me questionando se ele ia acordar. Se ele ia ficar bem. Perguntava: Quando vai ser isso? Tentava contornar a situação, a preparando para o desfecho negativo que pudesse acontecer. Ela não entendia e não aceitava. Falava que nós estávamos enganando ela. Começou a sentir raiva de mim, pois ela achava que eu estava sendo muito pessimista em relação a situação e na verdade eu queria transmitir para ela o que estava acontecendo. Folguei no sábado e voltei domingo de manhã. Antes de pegar o plantão ela viu que eu cheguei e me falou: — Marisa, que bom que você está aí; vai lá porque ele está com muito frio e eu preciso que você vá lá para aquecê-lo. Quando entrei no quarto, ele estava em parada cardíaca; ela o chamava e ele não respondia. Ela gritava pra mim: — Você não vai fazer nada? Vai ficar assim é? Ela queria uma reação minha. — Vai, me ajuda a cobrir ele! Ele está com muito frio. Ela ficou indignada com a postura que eu e minha equipe tivemos. Ela queria que chamássemos médico, colocasse soro, não para a realidade dele, mas para a realidade dela. Enfim, tirei ela do quarto, expliquei que não adiantaria tentar nenhum contato com ele pois ele tinha ido. Informei-a de que ela só poderia ficar por perto. Mesmo assim ela não se convenceu. Falava que ia processar o hospital. Então chamei o médico para atendê-la. Ela chegou a comentar que não havia tomado os medicamentos dela. Consegui o telefone de um sobrinho dela, que morava longe, que sabia mais ou menos da história. Aí, ela chorou a manhã toda, não queria sair do posto de enfermagem. Queria ficar do meu lado, na cadeira, sendo que eu tinha que fazer as coisas da minha rotina de enfermeira. Ela não queria ir embora do hospital; não queria voltar para a casa dela, queria ficar comigo.

Eu ficava constrangida porque eu queria ajudar, mas temos nossa limitação enquanto profissional, então eu falei para ela: — Vamos prepará-lo pra ir embora? Peguei a roupa dele e perguntei, se ela gostaria de trocar ele comigo e ela concordou. Conforme íamos trocando, ela falava: — Até que ele está bonito né?

Nesse momento ela começou a perceber que ele tinha ido embora, que ela tinha que continuar a vida dela. E ela falava: — Que pena que você não consegue ficar comigo né? Mas tudo bem, você tem que trabalhar mesmo, fazer suas coisas, cuidar da sua família, sua vida, e eu vou tocar a minha.

Acho que era isso que ele queria que acontecesse. Daquela maneira, eu com ela, vestindo ele, eu estimulando, ela concordando dizendo que ele sempre foi cheiroso, arrumado. Aí ela percebeu que passou e que a vida dela iria continuar.

Passado um tempo telefonei para ela. Quem atendeu foi o sobrinho com quem ela foi morar. Ela ligou para mim depois no hospital, disse que estava bem e que havia mudado de cidade, ela não voltou para a casa dela para retirar as coisas. Disse que tinha muitas saudades. Disse ainda que tinha uma lembrança muito doce do hospital do jeito que nós, junto com ela, enfrentamos toda a situação e que se ela estivesse em outro lugar, jamais teria tido essa experiência que foi uma coisa que tinha que ser.

Isso tudo foi muito importante para mim. Trouxe motivação para estudar mais sobre cuidados paliativos, entender um pouco sobre o momento do luto. É uma situação que nós não estamos preparados enquanto profissional. Mas isso faz parte do nosso trabalho, não trazer somente a cura e sim facilitar o processo de morte. Acredito que nosso modelo assistencial tem muito com essa situação, pois consegue fazer a comunicação entre a realidade e o ideal. Conseguimos trazer a família perto da gente; isso facilita o processo de cura, traz um ambiente melhor, os médicos também, não sabem de onde tiramos isso, mas compram a ideia desse modelo com a gente; a energia corre para todos os lados. E estamos aqui para transmitir aos que estão chegando agora, nossas estagiárias. E aqueles que já trabalharam aqui e que foram embora, de certa forma, levaram uma mensagem de muito amor e carinho. Aprendi o quanto gosto do que faço e eu gosto tanto que consigo transmitir isso para as pessoas. Essa troca só existe porque existe amor no que a gente faz e a preocupação com o outro. É a questão da empatia. Nossos pais estão ficando idosos, e como seria bom ter pessoas carinhosas perto de quem nós amamos. Tem aqueles que também não entendem muito a realidade. Os pacientes com demência que frequentam nosso hospital. E nosso hospital é uma referência para o idoso e ele traz a sua família para cá e vão criando um círculo aqui dentro, isto vai fidelizando. E você vê isso no discurso de cada um que entra aqui: — Ah! Quando internei aqui há vinte anos era uma casinha e hoje é isso, estou perdido (...).

Para finalizar, tenho sim um grande entusiasmo em trabalhar aqui, acredito no modelo assistencial e nas pessoas que fazem isso, que primam pela verdade, pela transparência, pela alegria de estar aqui dentro. É muito bom andar pelos corredores e escutar as pessoas falando que legal que eu estou aqui.

RELATO 34

Tenho trinta anos como colaboradora do hospital, sou muito satisfeita por trabalhar aqui e muito satisfeita de cuidar da Sra. Marina. Sei da história dela, sei que ela entrou aqui andando pelo corredor. Veio fazer um procedimento de artroscopia de joelho direito. A marina era jogadora de vôlei, uma mulher muito bonita, muito amada por todos os colaboradores. Todos cuidaram dela, mas eu cuidei por quase dez anos. Conhecia o sofrimento dela. Ela me olhava e onde eu andava ela acompanhava com os olhos. Só tenho a agradecer por essa oportunidade de cuidar dela. Ela foi uma pessoa que aprendi muito como técnica de enfermagem, pois para fazer enfermagem é preciso ter muito amor. Dar aquilo que aprendemos todos os dias. Foi uma grande lição. Cuidei dela por dez anos e ela nunca teve uma escara (lesão na pele). A pele dela era íntegra. Ela tinha uma sonda para poder se alimentar. Era muito bem cuidada. Ela era o espelho da enfermagem do Hospital Alemão Oswaldo Cruz.

A Sra. Marina tinha dois filhos, os quais eram pequenos. Infelizmente, quando foi submetida a cirurgia do joelho ela teve um choque anafilático. Falar da Sra. Marina me deixa muito emocionada porque foi muito importante dentro da minha vida. Eu cuidei dela em algumas das unidades de internação do hospital. Todos aqui conhecem a história dela. E eu só posso agradecer pela oportunidade de falar da Sra. Marina. Conheci sua família, onde tive um relacionamento muito próximo. Ela ficava num dos quartos do hospital onde tinha tudo para ela. Todos a adoravam. Era a menina dos olhos da enfermagem. Nós a tínhamos como uma criança. Comecei a olhar para ela e ver se estava consciente, não sabia se era imaginação, mas pela minha voz ela me conhecia. Então cada dia mais me aproximei dela até que um dia, viram que eu estava muito próxima e mudou ela para outra unidade de internação. Eu não queria mais ver a Sra. Marina porque fiquei muito ligada nela. Eu sofri muito. Até o dia que fiquei sabendo da morte dela. Estava na praia e queria que deus desse um bom descanso para ela, porque ela merecia. Agradeço ao HAOC pela oportunidade de falar desta paciente. Eu gostava muito dela; era uma família para mim, como a família dela, os dois filhos dela, os pais e o esposo.

Vinha gente de fora visitar esta paciente. A pele dela era integra. O cabelo dela crescia e não caía. A gente mesmo que cortava o cabelo dela para não ficar tão cumprido. Ela estava em coma vigil.

Aprendi muito com ela. Hoje tenho reconhecimento pela sra. Marina e pelo amor que eu tinha por ela. Para mim era minha família. Eu não cuidava mais dela como paciente, mas como minha família. Quando chegava no hospital para trabalhar, eu falava: — Olá sra. Marina! Cheguei! E saía lágrima dos olhos dela.

RELATO 35

Em agosto de 2012 um paciente de quarenta e oito anos de idade chegou ao Pronto Atendimento acompanhado pela filha de dezoito e o filho de vinte anos de idade. O paciente estava passando mal por ter recebido quimioterapia havia poucos dias em decorrência de um tratamento contra um câncer de intestino. O que mais me chamou a atenção enquanto eu preparava o material para administrar medicamentos foi a forma e o cuidado com que esses filhos, tão jovens, tratavam o pai. Tive que entrar no quarto do paciente várias vezes para prestar cuidados, visto que o paciente estava bastante debilitado e fui percebendo quão próximo era o relacionamento daquela família.

Como o paciente teria que ficar internado, fui fazer a avaliação inicial e quem respondeu às perguntas foram os filhos. Durante a avaliação fiquei sabendo que o paciente tinha perdido a esposa, no caso a mãe deles, havia um ano, em decorrência de um câncer e aquilo me tocou ainda mais, pois eles estavam perdendo também o pai, visto que o paciente já estava com metástase e o tratamento com a quimioterapia era paliativo. Essa situação e o carinho tanto dos filhos para com o pai e do pai para com os filhos me tocou muito. Eles ainda me relataram que seus pais não tinham irmãos e todos os avós tinham falecido, sendo assim quando o pai viesse a falecer eles estariam sós, sem mais nenhum familiar. Aquilo me impressionou, e diante daquela situação tentava de todas as maneiras possíveis amenizar aquele momento tão doloroso. Passava várias vezes no box, oferecia cobertor, levantar a cabeceira, melhorar o posicionamento no leito, agilizar a internação; eram coisas simples, coisas que fazem parte da minha obrigação profissional, mas eu estava incomodada, queria fazer algo a mais. Fiz de tudo para ajudar os filhos a ficar todo o tempo ali, junto do pai, naquele momento difícil. O incrível era a serenidade que o paciente estava mesmo com muito mal-estar ele e os filhos eram altamente carinhosos entre si e com as pessoas que estavam a sua volta. Isso me deixou ainda mais impressionada, pois não é comum nos dias de hoje, jovens que tenham esse tipo de relacionamento com os pais. Diante desta situação, fiquei impressionada e com desejo de me doar ainda mais aos cuidados com aquele paciente e filhos.

Para terminar a minha experiência com esse paciente, na hora que ele estava sendo transferido para o quarto na unidade de internação, ele me chamou e agradeceu por tudo que eu tinha feito por ele durante a estada dele no Pronto Atendimento. Não que eu tivesse feito algo extraordinário, mas para ele foi. Ele agradeceu por eu ter permitido que os filhos permanecessem o tempo todo ao seu lado, disse palavras tão doces em forma de agradecimento que eu jamais me esquecerei desta experiência. Infelizmente alguns dias depois os filhos foram até o Pronto Atendimento informar que o pai havia falecido. Agradeceram novamente o cuidado e o carinho com que o pai foi tratado.

RELATO N. 36

Houve um dia que ficou marcado na minha memória. Eu trabalhava como enfermeira no período noturno em uma unidade oncológica. Eram 21 leitos e minha equipe era excepcional! Estávamos acostumados a lidar com muito sofrimento e sempre fazíamos o melhor para que os pacientes tivessem noites tranquilas. Eu, particularmente, ficava um pouco preocupada quando cuidava de pessoas jovens; era algo que mexia muito comigo porque eu sempre pensava: — Meu Deus, ela (ou ele) tem minha idade (...). Mas os plantões seguiam, e a cada 36 horas minha equipe estava lá pronta para exercer o cuidar; trabalhávamos em noites alternadas.

Certo dia, internou uma paciente jovem. Ela era linda e muito meiga. Era casada com um rapaz muito educado e que ficava o tempo todo ao lado dela. Depois de um tempo, descobri que eles eram missionários de uma igreja bem tradicional. Admirava muito a maneira como ela lidava com seu diagnóstico de câncer no sangue. Foram muitas e muitas internações, algumas para receber quimioterapia, outras para tratar os efeitos colaterais do tratamento, e assim por diante.

Em uma determinada internação, ela ficou em um quarto onde eu era enfermeira de referência, ou seja, eu era responsável por planejar todo o cuidado que seria realizado pela equipe de enfermagem nas próximas 24 horas, além de estabelecer um processo de comunicação com a equipe multiprofissional sobre as necessidades levantadas durante minha avaliação. Nessa época, estávamos no início da implantação do *Primary Nursing* nas Unidades de Internação, que era o processo para termos o profissional de referência.

No início do plantão, eu sempre ia ao quarto examiná-la e ouvia muito sobre como tinha sido seu dia. Os dias passaram e, num determinado momento da internação, seu estado de saúde piorou muito, ficando bastante debilitada! Um dia, cheguei para pegar plantão e a enfermeira da tarde me disse que ela não tinha passado muito bem durante o dia, estava se alimentando muito pouco e com dores no corpo. Fui ao quarto e verifiquei sua pressão arterial, seu pulso, temperatura e observei que sua pressão estava muito baixa. Na época, era permitido ao enfermeiro receber conduta médica por telefone e, se achássemos necessário, o médico do pronto atendimento avaliava os pacientes dos andares. Fiquei preocupada e liguei para o médico dela. Ele me passou algumas condutas por telefone, como instalar soro fisiológico, iniciar antibiótico, e assim por diante. No entanto, nada ajudou muito. A pressão arterial não melhorava. Passei a ir ao quarto dela a cada 15 minutos para verificar sua pressão.

Em um determinado momento, ela percebeu que as coisas não estavam indo tão bem. Segurou minha mão e disse com os olhos cheios de lágrimas:

— Por favor, eu não quero ir para a UTI; não quero ficar longe do meu marido.

Naquela época, os familiares não podiam ficar o tempo todo como acompanhantes na UTI, pois havia horários específicos para visitas. Hoje, temos um cenário diferente, pois o familiar pode ficar ao lado do paciente todo o período de internação dentro da nossa Unidade de Terapia Intensiva, o que, certamente, faz grande diferença na experiência do paciente e de seu familiar.

Naquela noite, fiz tudo o que estava ao meu alcance para que ela pudesse permanecer segura no quarto, porém eu tinha clareza que, se fosse necessário, nós teríamos que transferi-la para a UTI. Passei a madrugada toda verificando sua pressão arterial e ligando para o médico responsável pela sua internação para avaliarmos o que podíamos fazer para que ela melhorasse. Às 3 horas o médico, que também estava muito preocupado, veio até o hospital para avaliá-la. Ele ficou comigo até o final do plantão e juntos conseguimos fazer que a pressão arterial dela melhorasse. Às 6h30, quando fui verificar os sinais vitais pela última vez antes de finalizar meu plantão, ela olhou para mim e disse:

— Muito obrigada por ter cuidado de mim essa noite! O marido dela também me agradeceu.

Naquele dia, me senti a enfermeira mais realizada do mundo, pois tive, novamente, a certeza que havia escolhido a profissão certa. Senti uma imensa satisfação de ter feito algo importante para alguém. Foi um dos plantões mais difíceis que já tive durante o período que trabalhei à noite, mas foi algo memorável para a minha vida profissional, pois não há nada mais gratificante do que saber que entregamos o nosso melhor para o paciente e sua família, considerando suas necessidades, sem colocar em risco sua segurança.

Referências bibliográficas

1. Almeida EB. O cuidado humanizado no contexto da gestão hospitalar (trabalho de conclusão MBA em Administração Hospitalar em Gestão em Saúde). São Paulo, USP; 2012.
2. Khoury LJ. Os processos hospitalares e comunicacionais na humanização do CTI: um estudo de caso do HSBJ Viçosa (MG) (tese de mestrado). (Acesso em 2016 abr 21). Juiz de Fora, Universidade Presidente Antônio Carlos; 2007. Disponível em: https://www.UNIPac.br/site/bb/teses/cs1.pdf.

3. Freitas, CMS. A humanização dos cuidados como caminho para a excelência da prática de enfermagem (tese de mestrado). (Acessado 2019 abr 10). Porto (Portugal), Católica Instituto de Ciências da Saúde – Escola de Enfermagem; 2017. Disponível em: https://repositorio.ucp.pt/bitstream/10400.14/22918/1/Relat%C3%B3rio%20Final.pdf.
4. Waldow VR, Borges RF. Cuidar e humanizar: relações e significados. Acta Paulista de Enfermagem. 2011;24 (3):414-8.
5. Hoga LAK. A dimensão subjetiva do profissional na humanização da assistência à saúde: uma reflexão. USP, Rev. Esc. Enferm. 2004;38 (1):13-20.

Capítulo

9

Cuidar de você e de sua família me fez compreender que, apesar do enfrentamento de grandes sofrimentos, podemos sempre manter a esperança e valorizar cada momento

Andréa Diogo Sala
Michele Bezerra
Natalia Novaes Pavani Soler

O significado da vida é a mais urgente das questões.

Albert Camus[1]

O estilo de vida adotado nas últimas décadas, o estresse, a degradação do meio ambiente e o pouco contato com a natureza propiciaram o desenvolvimento das doenças crônicas – as quais não apresentam possibilidade terapêutica de cura, além do aumento na incidência do câncer e das doenças cardiovasculares.

Os avanços técnico-científicos na saúde resultaram num aumento na sobrevida da população, sem, contudo, garantir uma boa qualidade de vida ou de morte.

Nesse cenário, surgiram os Cuidados Paliativos, considerando a necessidade de oferecer às pessoas com doenças incuráveis, progressivas e avançadas, uma assistência integral, humanizada e integrativa, envolvendo também a família nesse processo.

Para que você possa compreender melhor os depoimentos que compõem este capítulo, precisaremos trazer dois conceitos importantes: a fase final de vida; e as diretivas antecipadas de vontade.

A fase final de vida compreende o período de horas a dias que antecede a morte de uma pessoa com diagnóstico de doença terminal.[2] A preocupação com as necessidades de familiares e cuidadores nessa fase é uma parte crítica do cuidado adequado, considerando que uma grande variedade de emoções pode emergir nessa situação.[3]

Já as diretivas antecipadas de vontade constituem uma manifestação escrita da vontade da pessoa a respeito dos tratamentos médicos aos quais deseja ou não ser submetida em situação de fim de vida e em que esteja impossibilitada de expressar livremente a sua vontade.[4] Somente podem ser redigidas, alteradas ou revogadas pela própria pessoa, e trata-se de um documento constituído por dois elementos: o testamento vital (valores, objetivos e preferências da pessoa a respeito dos cuidados de saúde que venha a receber em situação de fim de vida); e mandato duradouro (designação, pelo indivíduo, de pessoa de confiança que responda pelas decisões referentes aos seus cuidados de saúde no caso de tornar-se incapaz para tais decisões).[5]

Uma das principais perguntas de pesquisa sobre o sofrimento emocional em cuidados paliativos, e que conduz inúmeros estudos nessa área interdisciplinar de abordagem de cuidado, relaciona-se a como as pessoas conseguem viver bem até a sua morte.[6] Em outras palavras, de modo ainda mais específico, pesquisadores têm investigado como alguns pacientes, ainda que sob condições extremas de debilitação física, mudanças drásticas do papel social, questionamento existencial, intenso estresse e insegurança sobre a continuidade da vida, conseguem, de alguma maneira, considerar que a sua vida é significativa e manifestar esperança, resiliência e gratidão.

Sentido de vida

Diante dos desafios impostos pela doença grave, irreversível e progressiva, os pacientes em cuidados paliativos apresentam sofrimento nas dimensões biopsicossocial e espiritual, evidenciando a sua complexidade de cuidado e a importância da abordagem multiprofissional.[7] Entre os principais aspectos emocionais desse contexto, está o desejo por superar os medos, a necessidade de manter algum senso de esperança, a manutenção do sentido de vida, a necessidade de sentir-se em paz e de encontrar suporte na espiritualidade.[8]

Em um estudo realizado por Meier et al.[9] sobre quais seriam as razões de os pacientes solicitarem suicídio assistido, a "perda de sentido na vida" foi referida em 47% dos casos. Sintomas depressivos, perda de sentido de vida e desejo por antecipação da morte, manifestados pelos pacientes em falas como "gostaria de não estar mais vivo" ou "não sei por que a doença não me leva logo" não são raras no cotidiano dos profissionais de saúde que atuam em unidades hospitalares de doenças graves e crônicas.

Os profissionais de saúde, mais que espectadores do sofrimento psicológico de pacientes e familiares, estão envolvidos intrinsecamente nesse contexto e são provocados à ressignificação de alguns aspectos das suas próprias vidas, assim como os seus pacientes o fazem.

> (...)
>
> Quase impossível cuidar de uma paciente que sorri todos os dias, mesmo sabendo que tem pouco tempo de vida.
>
> **Relato 41**

Como é possível alguém expressar serenidade e até mesmo continuar manifestando alegria, sabendo que tem pouco tempo de vida? Como posicionar-se de maneira tão encorajada diante de uma situação demasiadamente limitante? E como é ser tocado pelas experiências daqueles que cuidamos?

Acerca dessas reflexões realizadas pelos profissionais de saúde diante de seus pacientes, assim como dos familiares que cuidam das pessoas mais importantes de suas vidas antes de partirem, bem como dos próprios pacientes que pensam como poderiam lidar melhor com os próprios sofrimentos e finitude, pesquisadores e clínicos da saúde mental tem se debruçado na investigação de estratégias de cuidado específicas para esse tipo de questão. Entre elas, destacam-se a Logoterapia e a Análise Existencial, com resultados expressivos na abordagem do sofrimento emocional, existencial e espiritual de pacientes que sofrem de doenças avançadas.[10]

Viktor Frankl, um psiquiatra e psicanalista austríaco que teve uma história de sofrimento pessoal bastante significativa, foi fundador da Logoterapia (*logos* = sentido), uma modalidade de psicoterapia com base no sentido de vida. Um de seus principais fundamentos é compreender os comportamentos humanos diante de situações limitantes, como a experiência de uma doença que ameaça a manutenção da vida, e investigar por que algumas pessoas apresentam uma determinada maneira de enfrentar que lhes possibilitem a diminuição do sofrimento existencial e o senso de uma vida com propósito.[11]

> (...)
>
> A vontade dele de viver e não desistir antes do tempo, viver um dia de cada vez, me fez crescer e aprender a não desistir das coisas, dos objetivos e dos sonhos (...).
>
> **Relato n. 40**

Um dos conceitos mais importantes da Logoterapia chama-se "liberdade de sentido". Ela consiste na liberdade humana de posicionar-se em relação a uma determinada experiência, uma situação atribulada, ainda que a pessoa esteja tolhida de resolução de seu problema central. Para Frankl[12] e os estudiosos da área, a "liberdade de sentido" é a última das liberdades humanas, ou seja, ainda que sob o contexto de privação de liberdade física, por exemplo, um paciente bastante debilitado, acamado, dependente para a realização dos cuidados básicos, ele pode dar sentido para essa experiência de sofrimento e, desse modo, fortalecer-se emocionalmente para que seu psiquismo não fique reduzido à condição de adoecimento.

A manutenção do sentido de vida se apresenta como um desafio humano, independentemente da condição de saúde física de uma pessoa. Por isso, nós, profissionais de saúde, ao nos depararmos com um tipo de enfrentamento focado no sentido de vida e na manutenção da esperança (seja esta de aprendizado pessoal, seja de missão de vida, seja de realização de desejo), somos tocados de maneira tão singular.[13]

> (...)
>
> Foi um paciente que teve um marco, tanto na minha vida pessoal quanto na profissional. Ele viveu mais alguns anos em casa (...) e

> disse que cada dia a mais valia a pena, porque ele via a filha crescendo, via os pais (...).
>
> **Relato n. 38**

Resiliência e esperança

Diante de uma dificuldade, quando o indivíduo se encontra em uma situação inesperada, ele pode percorrer o seu caminho de diversas formas. Para enfrentar uma situação adversa, se faz necessário, primeiramente, compreender o contexto dessa situação, para posteriormente, entender como é possível passar por essa fase de maneira adaptativa.

A adversidade pode ser entendida como uma exposição a diversos fatores de risco, como o risco de uma condição de vida na pobreza, risco relacionado a uma situação de vida específica, a doença ou a morte de um familiar, que é relacionado a percepção de cada um; logo, é possível compreender que esta relação se dá por meio de um risco, seja objetivo, seja subjetivo, em que a correlação da adversidade deve nos levar a atitudes e comportamentos de adaptação. O percurso da adaptação diante de uma adversidade, com o intuito de superação, é considerado adaptação positiva; portanto, esse indivíduo alcançou perspectivas associadas a uma etapa de desenvolvimento, ocasionando, assim, uma adaptação resiliente.[14]

> (...)
>
> Em nenhum momento ela ficou revoltada, destratou alguém (...) a brincadeira estava sempre presente; e, normalmente, isso é algo fora do normal.
>
> **Relato n. 41**

O termo resiliência vem sendo bastante estudado, mas ainda não há uma definição clara. Considerando os termos citados de adversidade, construindo um processo de adaptação, a resiliência pode ser definida como uma superação de crises, podendo ser de modo individual, em grupos ou organizações.[15] Outro autor ainda define a resiliência como a possibilidade de uma pessoa ser capaz de prevenir, minimizar ou superar os efeitos nocivos da adversidade, sendo capaz de sair fortalecida ou transformada, mas não ilesa.[16] Segundo Fletcher, a resiliência é a capacidade humana de enfrentar, superar e mesmo se fortalecer pelas adversidades da vida.[17]

> (...)
>
> Ele sempre comentava como a sua vida mudou drasticamente com a perda do filho e quando ficou paraplégico (...). Mesmo com

> tudo isso, sempre que entrava no quarto, ele era muito simpático, muito feliz, sorridente, fazia brincadeiras.
>
> **Relato n. 42**

Podemos compreender que mesmo diante de uma situação que não é esperada, o fato de necessitar de uma mudança para superar os problemas nos torna capazes de estabelecer estratégias para lidar com as situações estressantes, e nos adaptarmos a situação, superando de forma positiva o evento negativo e traumatizante. O sofrimento não pode ser encarado como fim de um processo, mas como uma fase de superação e crescimento pós-traumático, envolvendo diversas alterações positivas, transformações e a habilidade de ver ou criar benefícios.[18]

Assim como a resiliência, a esperança integra o fator da saúde e da doença, em que a esperança e a desesperança estão associadas a momentos de estresse. A esperança está relacionada ao bem-estar, sendo que uma pessoa com esperança apresenta maior confiança na resolutividade de problemas, na realização e na autoestima. Ela pode ser unidimensional, como estar associada ao processo cognitivo ou multidimensional, em conjunto com as dimensões emocionais, relacionais, espirituais, comportamentais, contextuais e temporais.[19]

A esperança é compreendida como a capacidade do indivíduo em acreditar que o que ele quer ou deseja é possível, desenvolvendo um papel importante tanto na saúde como na doença, favorecendo os comportamentos preventivos que diminuem o risco de desenvolver doenças e o desenvolvimento de hábitos saudáveis.[20] A esperança permite o enfrentamento eficaz, a tomada de decisões, o ajuste psicossocial e a qualidade de vida.[21]

> (...) ele nunca reclamou, por pior que fosse o tratamento; passou por quimioterapia e radioterapia. (...) O que aprendi com ele é que não importa a dificuldade, não devemos reclamar e sempre ter fé. Isso me marcou bastante!
>
> **Relato n. 37**

O câncer é uma das doenças em que o indivíduo enfrenta limitações na sua vida, tendo que lidar com perdas e tomada de decisões em relação ao tratamento. Nesse momento, o paciente enfrenta incertezas que geram sofrimento psicológico, e a esperança e o otimismo são fatores que podem antever a ansiedade e os sintomas depressivos, permitindo que o paciente pense em um futuro desejado e ajuste seus estados psicológico e de bem-estar. A esperança, portanto, representa uma expectativa que o paciente pode ter para alcançar seus objetivos.[22]

O contato entre o profissional e o paciente, através de uma comunicação verbal ou não verbal, permite uma relação próxima entre eles e a oportunidade de se observar atentamente a necessidade do outro, sendo que essa interação é capaz de transformar ambos, exercendo um papel terapêutico com alívio do sofrimento. Tais experiências nos relacionam com a diversidade de experiências, em que observamos a sensibilidade, a vivência e a capacidade de superação do sofrimento e a morte na vida.

> (...)
>
> A todo tempo a função de cuidar de pessoas com doenças graves (...) possibilita uma riqueza de experiência imensurável, porque ao presenciar encontros como esses, percebo que mesmo diante dos contextos mais desafiadores, o ser humano pode se descobrir surpreendentemente potente.
>
> **Relato n. 43**

Gratidão

> (...)
>
> Ao longo de minha vida eu consegui ser feliz mesmo com tantos percalços, porque consegui ver, ouvir, sentir, cheirar e degustar coisas agradáveis. Isto sempre me ajudou. E ainda posso fazer!
>
> **Relato n. 44**

A gratidão é uma emoção social-moral típica que desempenha um papel crucial na manutenção do relacionamento interpessoal humano cooperativo.[23]

Em parte, gratidão é uma emoção que ocorre depois que as pessoas recebem ajuda, que é percebida como dispendiosa, valiosa e altruísta, sendo, dessa maneira, conceituada como uma emoção que é sempre direcionada para a apreciação das ações úteis de outras pessoas. Essa concepção, no entanto, falha em captar completamente os aspectos da vida que as pessoas relatam serem suas fontes de gratidão. A gratidão é parte de uma orientação mais ampla da vida para perceber e apreciar o positivo no mundo.[24]

A gratidão tem despertado o interesse de vários pesquisadores em virtude do perfil psicossocial apresentado pelas pessoas que demonstram essa emoção.

As pessoas agradecidas são menos irritadas, hostis, deprimidas e emocionalmente vulneráveis, e experimentam emoções positivas com maior frequência. A gratidão também é correlacionada com traços associados com o funcionamento social positivo, calor emocional, sociabilidade, busca de atividade, confiança, altruísmo e mentalidade de atenção. Por fim, pessoas agradecidas têm grande abertura ao sentimento, ideias e valores associados a concepções humanísticas de bem-estar, além de maior competência, obediência e realização.[24]

Pelo fato de a gratidão promover benefícios ao indivíduo que a expressa e aos que estão ao seu redor, algumas práticas foram desenvolvidas para que as pessoas possam exercitar a gratidão no seu dia a dia.

As práticas contemplativas estão sendo cada vez mais usadas como meio de melhorar o bem-estar. Em particular, o *Mindfulness* (atenção plena) tem sido reconhecido como um método para melhorar a atenção, reduzir o estresse e aumentar a saúde física e mental. O *Mindfulness* é comumente definido como prestar atenção à experiência do momento presente, de propósito, com uma atitude de aceitação ou não julgamento. Um crescente número de pesquisas empíricas sugere que Intervenções Baseadas em *Mindfulness* (MBI) são eficazes na redução de uma variedade de transtornos mentais, incluindo ansiedade e depressão, gerenciamento de sintomas de dor física, apoio à recuperação de abuso de substâncias e promoção de bem-estar.[25]

Hirshberg et al.[25] desenvolveram um estudo para comparar o efeito de algumas práticas contemplativas na resposta ao estresse agudo, e entre as práticas selecionaram a gratidão, pois, apesar de não ser uma prática essencial do MBI, as intervenções da gratidão demonstraram benefícios relevantes para a regulação do estresse (Quadro 9.1).

Quadro 9.1 – Exercício de gratidão.

- Recordar e gerar sentimentos de gratidão: fazer uma lista de eventos e pessoas pelas quais se sinta grato.
- Lembrar uma situação em que alguém agiu gentilmente com você e mergulhar plenamente na lembrança da experiência, particularmente prestando atenção aos sentimentos de gratidão que naturalmente emergem quando refletimos sobre a bondade inerente a essa experiência.
- Fazer uma reflexão e imersão em todas as experiências vividas que geram um sentimento de gratidão, relacionadas à lista selecionada.

Fonte: Hirshberg, 2018.25.

Os resultados dos estudos atuais ajudam a pintar um retrato da pessoa com orientação disposicional. Pessoas gratas parecem ser diferentes de suas contrapartes menos agradecidas em três domínios psicológicos interessantes: 1) emocionalidade/bem-estar; 2) pró-socialidade; e 3) espiritualidade/religiosidade. Em comparação com suas contrapartes menos gratas, as pessoas agradecidas são mais fortes em emoções positivas e satisfação com a vida, e menos fortes em emoções negativas, como depressão, ansiedade e inveja. Elas também parecem ser mais pró-socialmente orientadas, porque são mais empáticas, perdoadoras, prestativas e solidárias que os seus homólogos menos agradecidos.[26]

De maneira semelhante, pessoas agradecidas são menos focadas na busca de objetivos materialistas. Finalmente, pessoas com disposições mais fortes em relação à gratidão tendem a ser mais espiritualizadas e religiosas. Não só pontuam mais alto em medidas de religiosidade tradicional, como também pontuam mais alto em medidas não sectárias de espiritualidade que avaliam experiências espirituais (p. ex., senso de contato com um poder divino) e sentimentos (p. ex., crença de que todos os seres vivos estão interligados) independentemente da orientação teológica específica.[26]

A gratidão pode agir positivamente na qualidade de vida e proteger contra sofrimento psicológico na situação paliativa.[27]

> (...)
>
> Essa história me tocou muito por ele ser jovem, por nunca ter reclamado e, apesar de toda dificuldade da doença, ele só agradecia.
>
> **Relato n. 37**

Geralmente, em fase final de vida, a espiritualidade tende a se tornar mais forte no paciente, que busca significar tudo o que viveu e fortalecer sua crença no que irá encontrar após sua morte.

> (...)
>
> Ele dizia que não questionava nada do que havia acontecido com ele, sobre a vida que teve e a que estava tendo com as doenças; dizia ainda que preferia não questionar nada daquilo, a Deus ou a quem quer que fosse, e aceitar a vida como ela era, pois, sofrendo ou não, ele era feliz!
>
> **Relato n. 42**

Recentemente, houve foco em pessoas que podem obter algum benefício da superação de traumas, e sugere-se que a gratidão pode ser essencial para esse processo. A recuperação das pessoas pela experiência traumática é influenciada pela extensão em que são capazes de encontrar algum benefício na experiência, e as pessoas frequentemente relatam ter um nível mais alto de bem-estar comparado a antes do trauma. Ao relatar os tipos de benefícios que encontraram, as pessoas relatam regularmente essas mudanças como viver a vida ao máximo, valorizar mais a família e os amigos e valorizar cada dia mais, parcialmente por meio da apreciação da nitidez da vida e parcialmente pela apreciação de que há pessoas em sofrimento ainda mais intenso. Tais mudanças parecem notavelmente descritas por uma orientação de vida no sentido de perceber e apreciar o positivo na vida, incorporando várias das facetas da gratidão.[24]

> — Deus é maravilhoso comigo! Deus está me dando tudo que eu precisava para partir em paz! Pode ser uma coisa besta, mas é um desejo do meu coração. Dizia ela.
>
> **Relato n. 41**

No HAOC a assistência se dá de forma individualizada, integral e humanizada, baseada em evidências e centrada no paciente e família, construindo vínculos de confiança, levando em consideração sua história de vida e suas necessidades. Pela leitura dos depoimentos, você conseguirá perceber como essas características permeiam todo o processo do cuidar. Possivelmente, a gratidão dos pacientes e familiares ao acolhimento que recebem das equipes, fortalece as premissas do Modelo Assistencial Hospital Alemão Oswaldo Cruz.

> (...)
>
> Ela sempre olhava nos nossos olhos quando conversávamos com ela. E o carinho! Ela fazia questão de pegar nas nossas mãos e agradecer por estarmos cuidando dela.
>
> **Relato n. 41**

Em cuidados paliativos, pacientes e familiares, muitas vezes, demonstram sua gratidão aos profissionais de saúde que cuidam deles, e a equipe de saúde aprecia essas demonstrações de gratidão.[28] Da mesma maneira, a exposição a interações sociais negativas, como a grosseria, tem fortes implicações adversas no desempenho da equipe de saúde. No entanto, pouco se sabe sobre os efeitos das interações sociais positivas.[29]

As publicações analisadas contam experiências pessoais nas quais a equipe de saúde relata que demonstrações de gratidão criam sensações de bem-estar, orgulho e motivação crescente para continuar se importando. Esses aspectos relacionados à gratidão podem ser importantes no campo dos cuidados paliativos, em que há constante exposição ao sofrimento, e a preocupação que surge de querer ajudar a equipe de saúde a continuar seu trabalho.[28]

> (...)
>
> Ele faleceu em casa 2 dias depois da alta. A irmã dele comentou que a família estava muito agradecida pelos cuidados que prestamos a ele, pois ele dizia que no hospital todos eram cuidadosos, e que vivendo ou morrendo estava feliz.
>
> **Relato n. 39**

Riskin et al.[29] desenvolveram um estudo para avaliar o desempenho de equipes de UTI neonatal após exposição a expressões de gratidão de fontes alternativas: 1) gratidão materna, em que a mãe de um bebê prematuro expressou gratidão às equipes da UTI; 2) gratidão do médico especialista às equipes por participarem do estudo; 3) gratidão materna e do especialista combinada; ou 4) controle, em que os mesmos agentes comunicaram declarações neutras.

A gratidão materna afetou positivamente o desempenho das equipes, com a maior parte do efeito explicado pelo impacto positivo da gratidão no compartilhamento de informações da equipe. Esses resultados indicam que a gratidão expressa pelo paciente aumenta significativamente o desempenho da equipe de saúde, com grande parte desse efeito explicado pelo compartilhamento aprimorado de informações.[29]

Nesse contexto dos cuidados paliativos, existe uma preocupação crescente sobre como cuidar da equipe de saúde, como garantir a retenção e impedi-los de se demitirem, bem como evitar o cansaço, a fadiga emocional e aumentar sua resiliência. Para tanto, é interessante e inovador analisar a repercussão da gratidão espontânea demonstrada pelo paciente e familiar em relação à equipe, para analisar se esse é um recurso útil na redução desses problemas e no encorajamento de maior presença de dignidade e humanização, tanto para aqueles que recebem cuidados quanto para aqueles que os fornecem.[28]

Uma publicação na literatura aponta que numa relação terapêutica, quando os enfermeiros de emergência e oncológicos percebem gratidão de seus pacientes, há uma diminuição do esgotamento, especificamente com exaustão emocional e realização pessoal, mas não com despersonalização.[30]

As demonstrações de gratidão também são percebidas como um incentivo para continuar trabalhando com a mesma dedicação, amor, eficácia e esforço e até mesmo como uma fonte de motivação e encorajamento para continuar cuidando dos outros, resultando numa maior satisfação com a vida.[28]

Um grande aprendizado que temos ao cuidar dos pacientes e familiares no HAOC é o desenvolvimento da gratidão, tanto ao observar como as pessoas são capazes de serem gratas em uma situação de sofrimento, tornando menos árdua essa experiência, quanto ao receber a gratidão dos que estão sob nossos cuidados. Com isso, os membros da equipe começam a praticar a gratidão no seu dia a dia, podendo experimentar todos os benefícios pessoais agregados a ela, além de continuarem se desenvolvendo como profissionais.

Aprendemos a viver todos os momentos de nossas vidas da forma mais significativa quanto possível. Ao construir sentido a partir das experiências do cotidiano, construímos um propósito ao longo da vida. Esse exercício possibilita um posicionamento motivado para lidar com as adversidades, além de ser impulsionador e protetivo de saúde mental.

> (...)
>
> Então, aprendi cuidando dele que temos que dar valor às pequenas coisas e sermos felizes com os detalhes da vida!
>
> **Relato n. 42**

Relatos deste capítulo

RELATO N. 37

No dia a dia, diante de várias histórias que a gente acaba conhecendo de cada paciente, acabamos nos envolvendo com eles e com a família, principalmente na área de oncologia. Como estes pacientes permanecem por mais tempo hospitalizados, temos mais contato com eles.

Lembrei-me de um paciente que ficou conosco durante aproximadamente um ano; ele tinha vinte e um anos de idade, bastante jovem. Chegou com diagnóstico de câncer a esclarecer e em seguida foi diagnosticado com um adenocarcinoma gástrico com metástase. Ele não era de São Paulo, veio de Salvador para fazer o tratamento. Durante todo esse período que ficou aqui conosco, o que mais me marcou nele foi que, apesar de toda dor que sentia e toda a dificuldade do tratamento, ele nunca reclamou. Por ser um jovem de apenas vinte e um anos de idade com uma vida toda pela frente, poderia ter muitos motivos para reclamar. Acontece cada coisa supérflua em nossas vidas e ele, em contrapartida, com a doença grave e já esclarecido do prognóstico reservado pelo médico, ainda assim ele não reclamava.

Era casado, tinha um filho de três anos. Me envolvi com ele por ser uma pessoa muito carismática, simpático, gostava muito de conversar. Pelo carisma dele, todas as pessoas se envolviam muito, a equipe toda do andar, enfermeiros, técnicos, fisioterapeutas. Os médicos tinham um carinho muito grande por ele. Todo mundo os conhecia, a esposa, o filho e a família.

Ele nunca reclamou, por pior que fosse o tratamento; passou por quimioterapia e radioterapia. Chegou ao hospital recebendo dieta via oral e seu estado geral foi se deteriorando devido a gravidade da doença. Iniciou com dieta parenteral, a qual é administrada através de um acesso em que vai direto para a corrente sanguínea, após por um período de jejum longo. E sempre que eu entrava no quarto dizia: — Oi, tudo bem? Como você está hoje? E ele me respondia: — Está tudo ótimo.

Ele nunca reclamou. Isso me marcou bastante! Dizia-me sempre uma palavra positiva. A sogra dele, que o acompanhava, era uma pessoa de muita fé, e a gente falava muito sobre fé, Deus, milagres da vida. A esposa era muito amiga, companheira dele e parceira dos profissionais de saúde, a família toda!

O que aprendi com ele é que não importa a dificuldade, não devemos reclamar e sempre ter fé. Isso me marcou bastante!

Infelizmente ele não está mais entre nós, acabou nos deixando e todos nós da equipe de cuidado sentimos muito. Ficou um carinho muito grande por ele e pela família. Mantenho contato com a família até hoje, principalmente com a esposa, que nesses últimos dias me encaminhou a foto do aniversário do filho para ver como ele cresceu.

Essa história me tocou muito por ele ser jovem, por nunca ter reclamado e, apesar de toda dificuldade da doença, ele só agradecia.

Dizia que se Deus permitiu que tivesse a doença, tinha um motivo e não iria reclamar porque era com a permissão de Deus que estaria naquele estado. A fé que ele tinha perante a situação e aceitação da doença era muito grande.

Acredito ter conseguido fazer uma diferença no tratamento como profissional, em relação principalmente ao conforto alimentar e pude contribuir na parte humana, quando conversávamos sobre outras coisas, por exemplo, time de futebol. E quando ele estava sozinho, nos momentos em que a família estava longe, em Salvador, naqueles períodos da internação, eu e os demais profissionais daquela unidade de internação o considerávamos um membro da família.

RELATO N. 38

Pensei em vários pacientes, mas o que mais me marcou foi um paciente que tinha a minha idade, eu e ele tínhamos trinta e oito anos de idade, e ele tinha uma filha como eu. Então na parte pessoal era muita afinidade em termos de idade e de momento de vida. Ele estava em uma fase profissional excelente e foi diagnosticado com uma doença neuromuscular: esclerose lateral amiotrófica. Um jovem de trinta e oito anos de idade que pesquisou tudo sobre a sua doença e sabia que ele tinha um prazo de vida, e a reação dele foi o que mais me ensinou, porque era uma pessoa extremamente bem-humorada, todos os dias com um sorriso no rosto. Todos os dias querendo saber o que seria positivo naquele momento, e mostrando para a família que era possível ser feliz a cada instante. Essa maturidade emocional me marcou muito como pessoa. Tinha acabado de fazer uma transição da Unidade de Terapia Intensiva (UTI) para as Unidades de Internação e, quando eu entrava no quarto, pensava que ele era um paciente que deveria estar na UTI, pois a doença evoluiu na parte muscular até o sistema respiratório, evoluindo para a ventilação mecânica (uso de aparelhos para respirar) e traqueostomia (orifício realizado na região cervical para dar Acesso em à traqueia), devido à dificuldade de respirar sem os aparelhos. No início ele ficava com BIPAP (aparelho para auxiliar nos movimentos respiratórios) só alguns momentos durante o dia, mas depois precisou ficar contínuo. Então até isso ele sabia que ele iria depender totalmente de aparelhos para respirar, e ele queria ir para casa. Eu tinha a parte pessoal e profissional forte, tentava fazer de tudo para que ele ficasse seguro, tanto no hospital, quanto para quando estivesse na casa dele.

Depois disso eu nunca mais deixei de estudar e me aprimorar em ventilação mecânica nas Unidades de Internação, sempre tentando buscar qualidade e segurança para uma desospitalização segura. Foi um paciente que teve um marco, tanto na minha vida pessoal quanto na profissional. Ele viveu mais alguns anos em casa, sempre manteve contato conosco. Ele vinha trocar a sonda de gastrostomia (dispositivo para instalação de dieta) aqui e disse que cada dia a mais na sua vida valia a pena porque ele via a filha crescendo, via os pais. Ele definiu a vida pessoal dele porque estava em um momento muito tenso, ele conseguiu focar e resolver tudo em vida. Tudo isso modificou nossa prática e o uso da ventilação mecânica nas unidades de internação. Eu estou sempre buscando melhorar, buscando novos equipamentos e aprimorando a nossa prática.

RELATO N. 39

Sou técnica de enfermagem do pronto-socorro do HAOC.

Minha história é sobre um menino de 18 anos, que morava nos Estados Unidos desde pequeno e acompanhava o pai que era pastor, nas atividades da Igreja. Como ele falava inglês desde criança, era o intérprete do pai aqui no Brasil. Com 17 anos ele descobriu uma doença cardíaca, mas os médicos americanos não quiseram operá-lo, em virtude da gravidade do problema. No entanto, ele queria tentar realizar o procedimento, por isso, os médicos recomendaram alguns especialistas aqui no Brasil, e ele decidiu vir com o pai para cá para saber mais sobre o procedimento.

Aqui, ele fez a cirurgia, ficou bem e logo teve alta do hospital. Cuidei dele no pós-operatório e mais outras tantas vezes, quando ele vinha ao pronto-socorro por falta de ar. Quando ele internava, eu ia ao quarto para visitá-lo. Ele tinha umas crises, mas, e depois ele voltava para casa.

Certo dia, apareceram no hospital a mãe e a irmã dele. Elas vieram trazer uma bíblia para mim, porque ele tinha morrido e falou que esse era o último desejo dele. Se ele estivesse vivo, ele mesmo iria trazer para mim o presente; mas, como ele não sabia se ficaria bem, porque a cirurgia foi complicada, apesar da boa recuperação inicial, ele deixou esse pedido para a família. Ele estava consciente de tudo, por isso, pediu que se acontecesse alguma coisa, a família viesse aqui. Ele ainda falou que era em nome de todas as pessoas que cuidaram dele. A irmã e a mãe mencionaram que o enterro havia ocorrido poucas horas antes daquela visita. Disseram ainda que ele havia se preocupado em comprar um bíblia com letras grandes, pois sabia que eu enxergava mal.

Ele faleceu em casa 2 dias depois da alta. A irmã dele comentou que a família estava muito agradecida pelos cuidados que prestamos a ele, pois ele dizia que no hospital todos eram cuidadosos, e que vivendo ou morrendo estava feliz. Ele dizia que achou na enfermagem do HAOC uma família! A fala da irmã e da mãe era:

— Nós fizemos o enterro dele hoje e viemos cumprir seu último pedido.

MINHA EXPERIÊNCIA COMO MÃE E A REDAÇÃO DO MEU FILHO

Meu filho tem 22 anos e confesso que não imaginava o quanto ele era observador sobre a vida. Quando ele era pequeno, havia um médico que sempre o atendia no pronto-socorro, porque ele tinha muitos problemas respiratórios; era febre e amigdalite constantemente, então ele vivia aqui no hospital como paciente.

Quando ele tinha 10 anos, no dia 1º de maio, a escola que ele estudava realizou um concurso para os alunos escreverem uma redação sobre o dia do trabalho. Ele escolheu um tema e homenageou a mim e também a todas as pessoas que trabalhavam no HAOC. Ele colocou no papel o que sempre falava para mim: — Posso andar o mundo inteiro, mas não existe nenhum hospital como o HAOC! Ele acabou ganhando o concurso.

No cotidiano, quando o plantão está muito corrido e penso em outras propostas, me lembro da primeira frase que mencionei no início do relato: minha mãe trabalha no melhor hospital do mundo, o Hospital Alemão Oswaldo Cruz. Ele tinha 10 anos de idade, e disse a ele que não imaginava que ele pensava isso sobre o meu trabalho. Ele ia se lembrando de coisas que eu falava no decorrer da vida, e isso era retratado na redação, que eu ajudei a decorar.

Eu me lembro que fui entrevistada no hospital pela gerente de Enfermagem da época, e ela me perguntou: — Você tem filho? Disse que sim, que vivia aqui no hospital quando estava grávida, fazendo serviço de *home care*. Eu fiz teste, fiz prova para poder trabalhar aqui no hospital, mas a enfermeira da educação continuada pediu-me para esperar meu filho nascer; depois disso, ela entraria para minha admissão. Assim, quando meu filho completou 4 meses, ela me chamou, com base naquele teste que eu havia feito quando estava grávida. Então, praticamente, meu filho nasceu aqui; e ele sempre me lembrava das coisas que eu contava.

Lembro-me que a gerente de enfermagem ainda disse: Você tem um filho, e aqui no HAOC, o nosso principal trabalho é cuidar de pessoas; nós cuidamos de pais, mães, avós, tios, irmãos e filhos. Quero que você cuide dos pacientes do jeito que você quer que cuidem do seu filho.

Meu filho colocou esse trecho na sua redação e mencionou o trabalho das pessoas que atuam no setor de higiene do hospital, dizendo que todos deixavam tudo brilhando o tempo todo, a qualquer momento do dia. Ele também citava a comida, que era muito boa!

Ele internou pela primeira vez quando já era adulto, até então passava apenas pelo pronto-socorro. Depois, ele foi meu acompanhante quando realizei cirurgia de histerectomia.

Agora adulto, ele fala aos colegas da faculdade que ele estuda bastante porque foi impulsionado pelo o que vê aqui no hospital, as pessoas, a evolução do Hospital (...) sua história.

Ele está terminando o curso de Administração; estudou por 2 anos Economia, mas mudou para Matemática.

Quando ele era pequeno, estava sempre no pronto-socorro; eu não queria que ele internasse. Ele passou por aqui até uns 5 anos de idade. Todos os médicos conheciam meu filho, em razão do seu problema respiratório, mas o caso dele não era indicado cirurgia para retirar a amigdala. Um médico acabou me indicando um tratamento com homeopatia, numa clínica; assim ele acabou melhorando.

Sempre havia alguém da família para cuidar dele em casa, mas quando a rotina começou a complicar, tive que deixá-lo na escolinha. Quando havia quem ficasse com ele, eu ia trabalhar e explicava que tal pessoa estava lá para cuidar dele, porque lá no hospital havia muitas pessoas que precisavam do meu cuidado, mas qualquer coisa que ele precisasse, alguém iria levá-lo até a mim.

Eu sempre explicava para ele sobre como era o cuidar de pessoas e que quando faltava um profissional no hospital, alguém poderia deixar de receber um bom cuidado. Até hoje ele se lembra disso.

Quando ele ficou internado e fez uma cirurgia de urgência, ele combinou com um colega da faculdade para ir visitá-lo. Quando o colega chegou lá, comentou: — Nossa que rápido! Você está bem? Nem parece que fez cirurgia. Ele respondeu que estava no melhor hospital do mundo, nem se ele tivesse nos Estados Unidos, estaria em condição melhor.

O que me marca é quando meu filho diz que estuda porque vive próximo de pessoas que evoluem. Quando ele se lembra da construção de um dos prédios do HAOC, do crescimento do hospital, ele tem vontade de evoluir também. Toda vez que tem um paciente difícil, eu me lembro do meu filho falando: — Minha mãe trabalha no melhor hospital do mundo!

RELATO N. 40

A história envolve um paciente que internou no hospital com um diagnóstico de câncer gástrico metastático, cujo tratamento era difícil em virtude da extensão da doença. Ele chegou no hospital com o abdome bem comprometido, sem condições de intervenção cirúrgica. No entanto, assim que ele foi estabilizado, a intervenção foi realizada.

O paciente estava sempre sereno, mas percebia-se certa angustia pela sua recuperação. Ele era jovem, casado, com um filho pequeno de 2 anos.

Lembrei-me do caso dele em razão do cuidado da sua família. Sua mãe faleceu havia 3 anos, período em que ele foi diagnosticado com a doença.

Quando ele chegou aqui com todo esse histórico, falei: — Precisamos ajudar esse menino no tempo que for possível em seu tratamento, para que ele tenha melhor qualidade de vida.

Então, quem veio cuidar dele foi a sogra, que o tratava como filho; ela dizia que ele era o filho homem que ela não teve e iria fazer tudo que estivesse ao seu alcance.

O pai, em um novo casamento, vivia na ponte aérea Salvador/São Paulo. Em virtude de ser empresário, tinha uma empresa de ônibus, ele até que foi presente, porém, precisava continuar trabalhando.

O paciente ficava sempre muito quieto, nos passava muito amor, muito carinho e o desejo de continuar vivendo para cuidar do filho pequeno. Muito humilde, muito simples no jeito de falar. Isso me encantou, nunca reclamava de nada.

Às vezes, algum alimento do qual ele não gostava era servido, e, muito educadamente, ele pedia para que fizéssemos a troca; isso nos encantava muito. Todas as vezes que foi necessária uma intervenção, fosse um suplemento, fosse uma dieta especial, mostrava-se sempre aberto, receptivo para todas as etapas. Eu era a referência dele para qualquer intervenção de nutrição, sendo que ele preferia aguardar o meu retorno quando estava de folga, pois sentia segurança no cuidado e no tratamento dedicado a ele.

Nos momentos que achava que não iria conseguir comer a dieta oferecida, solicitava um sanduíche. Nós preparávamos e servíamos sem nenhum problema. Era muito bacana vê-lo disposto a batalhar por um ideal que a medicina já havia imposto uma limitação.

Nós tínhamos participação no convívio familiar e éramos convidados a compartilhar as decisões deles. Por um período, a sogra teve que deixar a esposa dele como acompanhante e ir à Salvador. Pela confiança que tinha na equipe, nos pediu para cuidarmos dos dois: paciente e esposa.

Ele me marcou por tudo aquilo que representava para as pessoas de fora e da família. Os amigos falavam que ele era uma pessoa forte e de poucas, mas sábias, palavras, e sempre tinha esperança no olhar.

Nos últimos dias de vida dele, no final de dezembro, ele pediu para fazer uma oração. Disse-me: — Você pode orar por mim hoje? Respondi que sim e perguntei se queria alguma oração específica. Ele me respondeu: — Apenas ore por mim!

Eu e outro profissional da equipe multiprofissional realizamos a oração. Ele ficou mais tranquilo, melhorou aquela angustia da morte. Passaram-se 3 dias e ele faleceu. Eu não estava no hospital, mas foi um dia muito triste, um menino de 19 anos que deixou a esposa e um filho de 2 anos!

Tenho contato com a família, ainda falam muito dele, tudo o lembra.

Ele era uma pessoa muito simples, mas bem metódico com as coisas e com o espaço dele; tinha muito amor em tudo aquilo que fazia e falava, nos gestos e tudo mais.

Vai ficar para sempre na memória de todos nós pelo zelo, pelo carinho e pelo amor que tinha pela família e pela gente.

A vontade dele de viver e não desistir antes do tempo, viver um dia de cada vez, me fez crescer e aprender a não desistir das coisas, dos objetivos e dos sonhos, sem tentar mais uma vez!

RELATO N. 41

A paciente é a Anita. Ela faleceu faz pouco tempo.

O que eu aprendi com a Anita foi que mesmo diante de tantos problemas, de todas as chances que ela queria acreditar que era possível e que lhe foram tiradas, ela era uma pessoa que emanava uma luz na maneira de tratar a todos: os colaboradores da higiene, o pessoal da copa, os enfermeiros ou os médicos. É quase impossível cuidar de uma paciente que sorri todos os dias, mesmo sabendo que tem pouco tempo de vida.

Ela era uma luz naquele andar, uma moça muito brincalhona e muito criativa.

Quando ela fez 5 anos de casamento, o hospital proporcionou a festa no quarto dela: teve música e ela ficou muito feliz.

Ela tinha um grupo numa rede social, uma página chamada "Paliativas", com uma amiga que conheceu em uma sessão de quimioterapia; tornaram-se muito amigas e escreveram uma lista de coisas que queriam fazer antes da morte chegar.

Eu nunca vi uma pessoa tão determinada como a Anita. Havia dias que ela olhava e falava: — Hoje, não está legal, mas eu não estou nem aí!

Uma das vontades dela era viajar para Cunha, em São Paulo. Ela estava internada e pediu autorização. Houve todo um preparo para que ela pudesse cumprir o que gostaria: tirou fotos na fazenda de Lavanda que ela tanto queria e voltou de lá renovada, como se não estivesse com câncer. Ela lutava havia 5 anos contra um câncer de mama.

Na volta, ela falou para mim: — Bom, se eu consegui ir para Cunha, eu consigo ir para Paris. Era uma das vontades dela. Infelizmente, ela não conseguiu cumprir. Mas a amiga dela foi, com a camiseta com foto da Anita, levou o lenço que ela usava no decorrer do tratamento e tirou várias fotos muito bonitas.

Outra vontade da Anita era conhecer o padre Fábio de Melo. Ela tentou ir a alguns *shows*, mas sempre estava em alguma crise e não conseguia. Então, certa vez ela postou nas redes sociais que gostaria de conhecer o padre e um amigo do amigo que viu o *post* achou interessante e enviou a história diretamente para o padre, que ficou totalmente comovido com a história dela, exatamente pela maneira rara que ela enxergava a morte. Ela vivia a morte como se fosse um prêmio, e isso é muito difícil.

Não era como se ela tentasse se convencer, mas uma maneira de vida; isso fazia toda a diferença! Foi um aprendizado para todos. Uma coisa que é difícil colocar em palavras, porque realmente era algo que todos sentiam quando entravam no quarto dela: a maneira de falar, sem fazer média, nem tentar ser simples (...) era o jeito dela.

Ela sempre olhava nos nossos olhos quando conversávamos com ela. E o carinho! Ela fazia questão de pegar nas nossas mãos e agradecer por estarmos cuidando dela.

Em nenhum momento ela ficou revoltada, destratou alguém ou foi ríspida. Poderia ser o procedimento que fosse, a brincadeira estava sempre presente; e, normalmente, isso é algo fora do normal.

Ter conhecido o padre Fábio de Melo foi uma surpresa para ela também. O padre disse que algo o tocou ao saber da história dela e, portanto, precisava conhecê-la também. Tudo aconteceu numa tarde em que ele veio ao hospital; eles conversaram bastante e foi muito bom. Ela ficou toda ansiosa, parecia uma adolescente que estava conhecendo seu ídolo.

Quando entrei no quarto, dei de cara com o padre! Eu não sabia que ele estava lá e pensei de imediato: Não acredito!

— Oi, tudo bem? Falou o Padre.

— Renata, entra. Respondeu ela, gritando, assim que escutou o Padre.

— Não, Anita. Depois eu volto. Respondi.

— Não, entre aqui, estou precisando de você! Venha aqui cuidar de mim!

Ela queria que eu passasse sombra nas suas sobrancelhas, porque ela já não tinha mais pelos. Ela colocava um molde todo torto na sobrancelha! Ela estava nervosa, estava tremendo, mas com tanta alegria, tanta satisfação.

— Deus é maravilhoso comigo! Deus está me dando tudo que eu precisava para partir em paz! Pode ser uma coisa besta, mas é um desejo do meu coração. Dizia ela.

O padre ficou um momento com ela e não me deixou sair do quarto. Tiramos fotos! As palavras de ambos eram de esperança; difícil uma pessoa ter esperança na morte!

— Eu precisava te conhecer, padre. Disse ela.

— Não, eu que precisava te conhecer, você não tem ideia do que é a sua vida na minha vida. A sua história mudou a minha vida. No momento que eu realmente precisei, a sua história me tocou. Eu não poderia estar aqui de passagem e não vir te conhecer!

Foi algo muito iluminado; aliás, ele é uma pessoa iluminada. Eu não sou católica, mas ele é uma pessoa admirável pelo seu modo de conversar, de tratar as pessoas. Foi muito importante e muito lindo a alegria dela!

Quando ela retornou de viagem, ficou uns 4 dias bem debilitada. Comia pouco e passava mal. — Ai! Não posso morrer! Quero minha extrema unção, mas não quero com qualquer um!

Antes de ir embora o padre pegou o telefone dela. Eles também tiraram muitas fotos e conversaram bastante. Ela ficou realmente em êxtase; depois de 4 dias ela faleceu!

Então, o que todos aprendemos, não só eu como funcionária do hospital ou técnica de enfermagem, que estive em alguns momentos bem cruciais na vida dela, é que não podemos esmorecer, independentemente do que vier amanhã. Não desistir de seus sonhos com medo de perder. Ela não pensava assim! Ela não iria embora sem cumprir o que gostaria; mas, o ir embora também fazia parte do que ela queria. Ela queria aquela paz.

O cansaço físico dela já era uma motivação para admitir sua morte feliz. Eu fico impressionada até hoje quando conto essa história. Conviver com isso todos aqueles dias, fez muita diferença.

Às vezes, alguns pacientes com doenças menos graves, no início da descoberta, passam por vários momentos de revolta, de negação; mas ver uma pessoa que está doente há 5 anos que casou, viajou, fez tudo que queria fazer (...). Algumas coisas, infelizmente, ela não conseguiu realizar, mas ela falou que se não fosse em vida, seria após a morte.

Então, ela foi um exemplo de que temos que viver intensamente, mesmo que a morte esteja no meio do caminho.

RELATO N. 42

Cuidei do sr. Jaime, em 2018 por 6 meses. Ele era paraplégico e internou para investigação de problemas cardíacos. A escala de trabalho, no início, era muito pesada para mim, e como eu gostei de cuidar dele nos primeiros dias, falava para a enfermeira deixá-lo comigo. Além disso, havia a questão do *Primary Nurse* também. Em 6 meses de internação dele, foram poucos os plantões que ele não estava comigo.

Ele foi me contando a história dele (...) pouco a pouco foi se abrindo e foi contando. A cada dia, contava um pouquinho mais.

Ele saiu do Brasil com cerca de 20 anos, final da adolescência, e começou a trabalhar nos Estados Unidos, onde construiu uma vida e família: casou lá e teve 2 filhos (um menino e uma menina).

Ele me contava com muita tristeza, sobre a perda do seu filho, ainda adolescente, que havia falecido. Eu consegui sentir seu pesar pela perda, pois também sou pai, e me coloquei no lugar dele. Depois, contou como ficou paraplégico: ele estava em uma ponte na sua fazenda e caiu no rio.

Ele sempre comentava como a sua vida mudou drasticamente com a perda do filho e quando ficou paraplégico. Ele tinha uma vida muito ativa, pintava casas e abriu uma empresa nos Estados Unidos. Ele pintou casas de vários artistas, fez muitas viagens e naquele momento estava paraplégico, sem poder se locomover com facilidade (...). A vida dele era viajar bastante, mas parou de fazer isso em virtude de todos os acontecimentos. Daí, começaram várias complicações começaram a surgir, como comorbidades por ficar no leito muito tempo deitado, além de doenças cardíacas e pulmonares.

O que me tocou na história é que mesmo com tudo isso, sempre que eu entrava no quarto, ele era muito simpático, muito feliz, sorridente, fazia brincadeiras. Brincávamos com as histórias e certo dia ele falou para mim que a alegria dele era sonhar com o filho.

Ele dizia que não questionava nada do que havia acontecido com ele, sobre a vida que teve e a que estava tendo com as doenças; dizia ainda que preferia não questionar nada daquilo, a Deus ou a quem quer que fosse, e aceitar a vida como ela era, pois, sofrendo ou não, ele era feliz! Mas o fato de não ter mais o seu filho o doía demais, apesar de ele ser feliz também em poder ter sido o pai daquele garoto e poder sonhar com ele, às vezes.

Havia dias que eu chegava no plantão meio triste, com coisas pessoais da minha casa; assim que eu começava a trabalhar, ele falava para mim: Nossa, hoje eu sonhei com meu filho. Hoje, é o dia mais feliz para mim (...) O dia em que sonho com meu filho é um dia de novela!

Meu astral no plantão mudava, só de ouvir isso; eu pensava: Como o cara consegue ser feliz só de sonhar com o filho que ele nem tem mais?

O que aprendi da história dele nestes seis meses é que, às vezes, ficamos tristes com tantas coisas pequenas, tantas coisas pequenininhas, que acabamos trazendo isso para o trabalho, trabalha triste, chateado. Estas coisas pequenas não deveriam tirar nossa alegria, pois deveríamos ser alegres pelo trabalho, pela saúde, por podermos andar, falar (...). Enfim, pelas pequenas coisas que acabamos não enxergando; podermos nos alimentar, dar um oi para alguém. Temos inúmeros motivos para sermos felizes, mas não enxergamos!

Cuidando do sr. Jaime pude enxergar essas pequenas coisas. Para ele, que não tinha mais o filho, um simples sonho o deixava feliz. Quando estava no plantão e ele dizia que sonhava com o filho, eu sentia prazer em passar a tarde com ele: eu era outra pessoa, com um dia melhor, outro ritmo de plantão.

Então, aprendi cuidando dele que temos que dar valor às pequenas coisas e sermos felizes com os detalhes da vida!

RELATO N. 43

Há poucos dias, recebi uma solicitação para atendimento de suporte emocional para a esposa de um paciente jovem com diagnóstico de câncer, o qual era resistente aos tratamentos realizados até o momento. Ele encontrava-se com nível de consciência rebaixado em virtude do comprometimento neurológico, internado havia meses conosco.

Sua esposa, também jovem, não encontrava palavras para descrever o sofrimento que estava vivenciando. Conhecido pela Psicologia como um processo de luto antecipatório, a família já estava lidando com inúmeras perdas com aquela situação. O luto não é exclusivo de quando a perda se concretiza. Ele pode ocorrer ao longo de um processo, no caso, o processo de adoecimento, e essas perdas podem ser do campo real, como a perda de funcionalidade, bem como do campo simbólico, como a perda de um papel social. Nesse sentido, além da debilitação física do paciente, a família estava diante de inúmeras perdas que geravam intenso sofrimento e desorganização mental, aquele famoso "estar perdido", aquele "não cair a ficha".

O provedor, responsável pela manutenção econômica da família, não podia ser mais reconhecido na fragilidade do papel do momento, o de paciente. O marido, um homem reservado e de grande coração, que dividia a vida com a esposa, também não era reconhecido ali. O pai, que sonhava em ter filhos e se realizou nesse papel cuidando das crianças de maneira muito presente e ativa, não estava mais ali. Seria possível resgatar a subjetividade do homem que "não estava mais ali"? Se ele pudesse se expressar, exercer autonomia, o que seria mais importante para ele naquele contexto? Seria possível aliviar o sofrimento dessa família? São perguntas que me acompanharam após o primeiro encontro que tive com a esposa dele.

Naquele encontro, a esposa não conseguia falar de si, parecia amortecida com a situação: o paciente não dava sinais de melhora, pelo contrário, a cada dia estava mais debilitado, e a possibilidade de reversibilidade do quadro parecia mais distante. Contudo, ela conseguiu encontrar um caminho para falar de sua principal preocupação, as suas filhas: a mais nova de 1 ano e a mais velha de 3 anos.

Com a ausência do pai em tratamento, sobretudo internado, a rotina da família já tinha sofrido muitas alterações. Mas, na medida do possível, o paciente tentava participar da vida da família por meio do telefone, com chamadas de vídeo. Esporadicamente, as meninas vinham ao hospital visitar o pai, desenhavam e brincavam com ele, tinham a possibilidade de contato físico, diferente da comunicação virtual. Essa era uma estratégia para maximizar a qualidade de vida do paciente na medida do possível, ou seja, trazer vida as semanas e meses de internação e, consequentemente, isolamento social que a doença impunha. Também era uma possibilidade de resgatar os momentos em família e oferecer às crianças o aconchego e o carinho do pai, mesmo debilitado.

Porém, nas últimas semanas, as crianças já não tinham mais contato com ele e não o visitavam mais em razão da fragilidade de seu quadro de saúde e rebaixamento do seu nível de consciência. A família entendia que ao visitá-lo em tal contexto, as crianças seriam expostas a demasiado sofrimento, podendo trazer algum tipo de prejuízo emocional. Desse modo, o que antes era um contexto limitado, mas ainda com a possibilidade de contato, passou a ser ausência completa do pai. Do ponto de vista psicológico, crianças na faixa etária da filha mais velha do paciente, tendem a considerar que os problemas do mundo tenham sido causados por elas, correndo o risco de sentirem-se culpadas, por exemplo, pela doença do pai. Também podem apresentar fantasias, entendendo que a ausência do familiar seja um abandono e não uma contingência da vida.

A esposa do paciente relatou que o vínculo dele com as filhas era intenso. A filha mais nova, em virtude da sua faixa etária, não apresentava sinais de sofrimento emocional. Porém, a filha mais velha passou a apresentar alteração de comportamento, com pesadelos frequentes, além de questionar sobre o pai diariamente e insistentemente. Ainda que a mãe oferecesse informações sobre ele, a criança não apresentava melhora, gerando angústia na própria mãe.

Foi então que a esposa pediu ajuda para lidar com uma solicitação da filha mais velha, a de 3 anos: ela gostaria de visitar o seu pai no hospital, independentemente de seu quadro de saúde. Naturalmente, a própria mãe se mostrou avessa à solicitação pela gravidade clínica do paciente e preocupação em poupar a filha de mais sofrimento. O paciente estava bastante debilitado, apresentava-se diferente do pai que a criança conhecia e estava passível sofrer convulsão, o que seria ainda mais delicado na presença da filha.

Ao longo do atendimento, compreendi que o vínculo entre o paciente e as suas filhas era intenso. Ser pai, possivelmente, era um dos papéis mais significativos da vida dele, talvez um lugar onde ele se sentia em paz, realizado, completo como ser humano, de acordo com o relato da esposa.

Consideramos a possibilidade de realizar a visita. Avaliando os possíveis riscos de acordo com a literatura, o relato familiar e a avaliação médica concluíram que os benefícios seriam muito superiores e iniciamos o trabalho de planejamento da visita. Orientei que a mãe respondesse aos questionamentos da filha, como vinha fazendo diariamente, e que as crianças pudessem fazer um desenho como presente para o pai. Tal desenho seria entregue no dia da visita, agendada para o próximo dia. Fiquei emocionada quando a mãe enviou fotos das crianças pintando uma cartolina com tinta guache. As duas estavam de fraldas e os seus corpinhos estavam mais coloridos que o próprio papel; tinha tinta até no rosto.

Enquanto a família se preparava em casa, eu iniciei o preparo no hospital. Consultei as equipes, providenciei materiais, como canetinha, folhas coloridas, adesivos. Reservei uma sala especial denominada "Sala da Família" para realizar os atendimentos pré e pós-visita, alinhei todos os envolvidos para que a visita pudesse ser viabilizada com segurança e qualidade. Todos os profissionais envolvidos estavam de acordo com a visita, mas percebi que emocionalmente ficaram sensibilizados e chegaram a questionar a conduta, naturalmente, com o intuito de proteger a criança de sofrimento, bem como todos os envolvidos, incluindo a nós mesmos como profissionais. Não são apenas os pacientes e familiares que vivenciam o processo de luto antecipatório. Nós, profissionais de saúde, sobretudo quando cuidamos de pacientes graves, passamos pelo mesmo desafio. Diariamente, somos expectadores de despedidas.

O dia seguinte chegou: o dia da visita; mas o paciente descompensou, e logo cedo foi para a UTI, sedado e intubado. Nós e os familiares estávamos apreensivos, mas precisamos adiar a visita em razão da necessidade de estabilização do paciente e da realização de exames e procedimentos. Ao longo do dia, a esposa me relatou que a filha mais velha havia dormido segurando o desenho que tinham feito para o pai no dia anterior, e que quando acordou a folha ainda estava em sua mão.

As 24 horas seguintes de espera para reavaliação do quadro do paciente me preocupou. Fiquei angustiada com a possibilidade do desfecho desfavorável do paciente sem ter acontecido a visita da filha. A literatura evidencia que esse tipo de visita, se planejada e coordenada adequadamente, traz benefícios significativos para o desenvolvimento e o trabalho de luto da criança.

Aguardamos o tempo necessário e, no dia seguinte, o paciente apresentava a estabilidade mínima necessária para a visita, dentro de um quadro clínico gravíssimo. Todos os profissionais novamente alinhados, assim como a família do paciente, e escolhemos o fim da tarde como o horário mais adequado, em função da menor movimentação de pessoas e nos leitos. Há poucas horas, a sedação do paciente havia sido reduzida, mas ele continuava não responsivo. Fiz contato com ele e o informei que sua família estava a caminho e que todos estavam sendo cuidados, assim como ele. Será que ele tinha preservada alguma consciência?

Em conjunto com a esposa entendemos que a filha mais nova, por conta da cognição da faixa etária, não apresentava demanda de visitação, naquele momento. Ela, ainda pequenininha, não apresentava sintomas de sofrimento, participou da confecção dos desenhos e estava sendo representada por eles e pela irmã. Recebi a esposa e a filha mais velha na recepção da UTI. Ao me apresentar, disse para a criança que sabia que ela tinha vindo para visitar o seu pai e que nós profissionais a ajudaríamos a fazer isso. Ela poderia estar com medo de não conseguir vê-lo, mas foi receptiva e me entregou a folha desenhada que tinha feito para o pai, sorrindo. Nós três fomos juntas para a Sala da Família, previamente preparada com materiais lúdicos para o atendimento pré-visita.

Com a proposta de aprofundar a explicação que a família já vinha oferecendo sobre a condição de saúde do paciente, iniciamos um desenho juntas para me auxiliar no Acesso em à criança. Conforme o seu interesse e compreensão de linguagem, fui apresentando o cenário que ela veria, explicando sobre os dispositivos e máquinas da UTI, para que servem e o barulho que fazem. O objetivo é que a criança tenha algum tipo de imagem do que presenciará, tornando a realidade menos assustadora do que se fosse vista sem esse preparo. Fiquei surpresa com a capacidade de compreensão dela e com a sua doçura; quando falávamos do pai ela sorria tão largo que mostrava todos os dentes e os olhos fechavam. Ela sabia o que estava fazendo no hospital e tinha noção de que o pai não era o mesmo. — Meu pai está dormindo. Ela disse. Complementei com delicadeza: — Seu pai está dormindo agora por causa das medicações e está muito doente. Doeu em mim essas palavras, foi difícil ser tão clara, mas era necessário aproximá-la um pouquinho mais da realidade e distinguir o sono da doença. Ela entendeu.

Após esclarecer as dúvidas e terminar o desenho, fomos à UTI. Sozinha, fiz o caminho que percorreríamos dentro da unidade para garantir que ela não presenciasse alguma cena mais delicada. Ao adentrar a unidade, a criança pegou na minha mão e caminhamos juntas, seguidas pela sua mãe. A pequena saltitava sorridente e trazia a leveza que eu, e provavelmente sua mãe, precisávamos para continuar naquela tarefa.

Fizemos a higiene das mãos na entrada do quarto do paciente para ambientá-la. Os olhos curiosos pareciam captar todas as informações. Nesse momento, sutilmente, a mãe passou a conduzir a visita e eu fiquei aguardando. A filha ficou no colo da mãe, falou com o papai, fez carinho nele e se entristeceu, naturalmente. Oportunamente, a mãe acolheu, validou e disse que também estava triste (isso mostra à criança que o que ela sente é legítimo). Ao olhar para os dispositivos, retomei breves explicações para facilitar a compreensão e oferecer conforto.

Ficaram alguns minutos em privacidade e quando percebemos que o tempo tinha sido o suficiente, naquele momento, para a criança estar em contato com pai, ofereci que fixássemos os desenhos na parede de frente para ele, para iniciarmos o encerramento da visita. Antes disso, remendamos aquele primeiro desenho que as meninas tinham feito em casa, rasgado, provavelmente, por tanta manipulação e tanto carinho, como a mãe relatou. Ao colar o desenho na parede, minha percepção foi de conectar a filha ao pai. De "remendar" um laço tão forte rompido pela ausência de um pai extremamente amoroso a vida de suas filhas. A criança, que poderia fantasiar o abandono do pai, que não voltou mais para casa, conheceu a realidade dele, que mesmo muito doente, se pudesse se expressar, estaria muito provavelmente realizado e feliz com a sua visita. Eu não poderia colar sozinha, minha função era oferecer suporte para que ela o fizesse. Triste, ela hesitou. Encorajei, a primeira coisa que ele verá serão os desenhos. No colo da mãe ela estendeu uma mão e de leve pressionou o desenho contra a parede. Temos que apertar mais forte para não correr o risco de cair, vamos lá. Ela colocou as duas mãos. Um pouquinho mais forte, você consegue! Ela riu e começou a dar pequenos socos para garantir que o desenho estivesse bem fixado. As crianças transitam com mais facilidade que nós nas emoções.

Desenhos colados no campo de visão dele, ficaram tão bonitos! Você quer dizer tchau para o papai? Ela se despediu sorridente, fez carinho, mandou beijo. Fizemos o caminho de volta pela UTI igualmente saltitando, ela não tinha o porquê esconder a alegria de ter estado um pouquinho com o pai. Passamos por alguns profissionais que retribuíram o sorriso dela e, assim como eu, talvez estivessem aliviados com o sucesso dessa missão, se assim posso chamar.

A mãe pediu um momento em privacidade com o paciente, e eu fiz o atendimento de fechamento com a menina na recepção da UTI. Ela cantou músicas, fez dobraduras, quis brincar de pega-pega, conversou com os passarinhos pela grande vidraça que mostra a rua. Eu nunca tinha prestado atenção que essa vidraça existia...

Acompanhei a família ao longo dos dias seguintes e o *feedback* da mãe foi bastante satisfatório. A filha voltou a dormir bem, os pesadelos cessaram, retomou o comportamento habitual de brincadeiras, parou de questionar insistentemente sobre o pai. A esposa relatou que ficou mais serena e respirou um pouco de coragem para seguir no suporte ao enfrentamento das crianças a partir dali.

Após alguns dias, ele faleceu.

A todo tempo a função de cuidar de pessoas com doenças graves me lembra das minhas limitações, sendo a última delas, a minha própria finitude. Ao mesmo tempo, o contato com essas limitações – que são profundamente humanas – possibilita uma riqueza de experiência imensurável, porque ao presenciar encontros como esses, percebo que mesmo diante dos contextos mais desafiadores, o ser humano pode se descobrir surpreendentemente potente.

A sutilidade de colar aquele desenho, o reencontro da criança com o pai, a coragem da mãe em dizer que também estava triste. Diante do imponderável da vida e do exercício da profissão, lembro-me do aforismo atribuído a Hipócrates: "curar algumas vezes, aliviar quase sempre e confortar sempre". Isso serena o meu coração.

RELATO N. 44

Uma vez me chamaram para atender uma paciente com pouco mais de 60 anos de idade que estava com muitas dores e se sentindo sozinha. Ela tinha câncer de mama com metástase óssea na região do ombro em estágio avançado. Ao entrar no quarto, encontrei uma senhora muito bem afeiçoada e com um sorriso no rosto. Estranhei a descrição que me fora passada para atuar no caso, e a confrontação pessoal de alguém sorridente e hígida que a paciente me trazia. Achei que estava no quarto errado. Mas, depois de confirmar o nome da paciente, entrei e fui conhecer a história dela.

Era uma farmacêutica que, no seu trabalho quando jovem, conheceu e se casou com um médico que lá também trabalhava. Após o casamento, ela abandonou a profissão e se dedicou exclusivamente aos cuidados da casa em que ela e o marido moravam – uma chácara com jardim na frente, onde tinham seus cachorros, plantas e pássaros.

No entanto, nos últimos 15 anos de sua vida, as coisas não tinham sido fáceis. Ela contou que o marido fora diagnosticado com Esclerose Lateral Amiotrófica e, a partir desse momento, ela iniciou uma outra fase de sua vida: uma dedicação exclusiva aos cuidados do marido. Gradativamente, ele foi perdendo as funções físicas e, com isso, ela teve que aprender a dar conta do ímpeto daquele homem (que até então na vida só tinha trabalhado de forma efusiva) e dos cuidados práticos com ele (banho, transporte, alimentação especial etc.). As dores, o estresse e o amor eram companheiros inseparáveis durante esse período, segundo ela. Principalmente quando a doença do marido foi progredindo e cada vez mais ele ficava limitado.

O tempo foi passando e o marido faleceu. Ela dizia que se sentia muito sozinha sem ele em sua rotina; sozinha sem a rotina dos cuidados a ele. Porém, tentava superar este sentimento a todo o momento. Buscava acreditar que naquele momento a vida lhe dava uma oportunidade de cuidar de si mesma, de viver a própria vida. Após todo aquele sofrimento (emocional e físico) ela poderia se dedicar às coisas que ela gostava.

Qual foi sua surpresa quando, após muitos anos dedicada ao marido, foi "se cuidar", fazer um *checkup*, pois havia muito tempo que não o fazia. Fora diagnosticada com câncer de mama, já metastático para ossos. Aquelas dores nos cuidados com o marido eram mais que cansaço e sobrecarga. A partir do diagnóstico, nos últimos 5 anos, ela vinha fazendo tratamento oncológico para tentar manter a sua qualidade de vida. No entanto, nos últimos meses, a doença tinha progredido e as dores se tornaram companheiras indesejadas, que a estavam impossibilitando de ter prazer em viver.

Após me contar sua história, ela com o sorriso no rosto, me fez o seguinte pedido: gostaria que você me ajudasse a ter qualidade de vida, mesmo sabendo que posso morrer a qualquer momento e que as dores me acompanharão nesses momentos finais. Ela sabia que, para se manter consciente e não sonolenta (para aproveitar a vida, segundo ela), provavelmente ela teria algum tipo de desconforto em razão das metástases ósseas em região articulatória (ombro).

Outros atendimentos ocorreram ao longo do tempo em que ela permaneceu internada. Novas histórias de resiliência me foram contadas por ela. Histórias de superação e de otimismo, mesmo em circunstâncias de sofrimento. Aquela mulher, filha única, que não teve filhos, que dedicou a vida à carreira, depois às rotinas do lar e aos cuidados do marido, tinha tomado para si o desafio de (ciente que era da irreversibilidade da sua doença que ocasionaria a morte) viver o melhor que podia no período de vida que lhe restava.

Entre um atendimento e outro ela descrevia como tinha sido feliz ao longo da vida. Nos cuidados com suas plantas, na beleza do pôr do sol visto de sua varanda (enquanto saboreava um chá de capim cidreira colhido em sua horta e por ela plantado), no som agradável dos pássaros e do vento nas árvores, da sensação de estar tranquila com suas tarefas do dia cumpridas.

Até que, em um momento, ela teve um *insight* que trouxe a resposta ao pedido que me fizera no primeiro atendimento. Ela disse: Já sei! Ter qualidade de vida é aproveitar os cinco sentidos que Deus nos deu. Ao longo de minha vida eu consegui ser feliz mesmo com tantos percalços, porque consegui ver, ouvir, sentir, cheirar e degustar coisas agradáveis. Isto sempre me ajudou. E ainda posso fazer!

A partir de então, a busca dela era organizar a rotina hospitalar de modo a ter o máximo de contato com sensações agradáveis. Era de praxe, por exemplo, ela se levantar cedo, ir para a sacada ver o sol nascer e esperar seu café da manhã chegar. Nas palavras dela: não tem coisa melhor do que o cheirinho do café misturado à brisa da manhã e a visão do sol nascendo. E assim ocorreu, dia a dia, até o momento em que ela faleceu.

Para mim, como profissional de saúde, e para minha vida pessoal, a busca daquela mulher por manter sua qualidade de vida (mesmo em sua dificuldade) me tocou muito. Ela poderia se sentir injustiçada e com raiva da vida. Mas buscou entender o porquê ela sempre fora feliz, mesmo com as intemperes da vida. Ela buscou uma fórmula na sua história de vida para poder reproduzir no momento de sofrimento pessoal de forma a enfrentar dignamente a sua doença sem perder de vista a Vida. E ela encontrou: produzir ou estar presente em circunstâncias nas quais os cinco sentidos humanos pudessem ser estimulados de forma prazerosa. E, mais do que isso, não perder a possibilidade de estar consciente daquelas sensações quando elas estão acontecendo.

Tudo isso eu levo para a minha vida. Mesmo em sofrimento, busco o que o meu corpo pode me dar de melhor. Se for a sensação em ver uma imagem agradável ou ouvir uma música que gosto, não importa. O que não se pode perder é a fé que existe no prazer de viver. Em qualquer circunstância. Até hoje, quando estou em dificuldade ou em sofrimento, sempre penso: o que a sra. Lígia faria?

Referências bibliográficas

1. Camus A. The Myth of Sisyphus and Other Essays. New York (NY), Knopf; 1955.
2. Hui D, Nooruddin Z, Didwaniya N, Dev R, De La Cruz M, Kim SH, Jung Hye Kwon JH, Hutchins R, Liem C, Bruera E. Concepts and definitions for 'actively dying', 'end of life', 'terminally ill', 'terminal care' and 'transition of care': a sistematic review. J Pain Symptom Manage. 2014;47 (1):77-9.
3. Riley J, Fenton G. A terminal diagnosis: the cares perspective. Counselling & Psychotherapy Research. 2007;7 (2):86-9.
4. Dadalto L. Testamento vital. 2. ed. São Paulo, Atlas; 2013.
5. Coradazzi AL, Santana MTEA, Caponero R. Cuidados paliativos – Diretrizes para melhores práticas. São Paulo, MG Editores; 2019. p.183-92.
6. Breitbart WS, Rosenfeld B, Gibson C, Pessin H, Poppito S, Nelson C, Olden M. Meaning-centered group psychotherapy for patients with advanced cancer: A randomized controlled trial. Psychooncology. 2010;19:21-8.
7. World Health Organization. Global Atlas of Palliative Care at the End of Life. London, Worldwide Palliative Care Alliance; 2014.
8. Breitbart WS, Poppito SR. Individual Meaning-Centered Psychotherapy for Patients with Advanced Cancer: a Treatment Manual. New York, Oxford University Press; 2014.
9. Meier DE, Emmons CA, Wallerstein S, Quill T, Morrison RS, Cassel CK. A national survey of physician-assisted suicide and euthanasia in the United States. New England Journal of Medicine. 1998;338:1193-201.
10. Dezelic MS, Ghanoum G. Meaning-Centered Therapy Manual: Logotherapy & Existential Analysis Brief Therapy Protocol for Group & Individual Sessions. Miami, Presence Press Internationl; 2015. p.10.
11. Frankl VE. Em busca de sentido: um psicólogo no campo de concentração. São Leopoldo, Sinodal; 2009.
12. Frankl VE. Um sentido para a vida: psicoterapia e humanismo. Aparecida (SP), Ideias & Letras; 2005.
13. Fillion L, Duval S, Dumont S, Gagnon P, Tremblay I, Bairati I, Breitbart W. Impact of meaning-centered intervention on job satisfaction and on quality of life among palliative care nurses. Psycho-Oncology. 2009;12:1300-01.
14. Infante F. A resiliência como processo: uma revisão da literatura recente. In: Melillo A, Ojeda ENS (Org.). Resiliência: descobrindo as próprias fortalezas. Porto Alegre, Artmed; 2005. p.23-38.
15. Yunes MAM. Psicologia positiva e resiliência: o foco no indivíduo e na família. Maringá, Psicologia em Estudo. 2003;8 (num. esp.):75-84.
16. Angst R. Psicologia e resiliência: uma revisão de literatura. Psicol. Argum. 2009;27 (58):253-60.
17. Fletcher J. Crushing hope: short term responses to tragedy vary by hopefulness. Social Science & Medicine. 2018;201:59-62. Doi: 10.1016/j.socscimed.2018.01.039.
18. Tomaszek A, Zdankiewicz-Ścigała E, Kosson D, Kosieradzki, M. Resilience as a moderator of extreme stress adaptation: living kidney donor analysis. Transplantation Proceedings. 2018;50 (6):1640-5.
19. Redlich-Amirav D, Ansell LJ, Harrison M, Norrena KL, Armijo-Olivo S. Psychometric properties of Hope Scales: a systematic review. International Journal of Clinical Practice. 2018;72 (7). e13213.doi:10.1111/ijcp.13213.

20. Villacieros M, Bermejo JC, Hassoun H. Validación de la Escala de Esperanza en Enfermedad Terminal para familiares breve (EEET-fb). Análisis de validez y fiabilidad. Anales Sis San Navarra (Internet). 2017 Dic;40 (3):391-400. Disponível em: http://scielo.isciii.es/scielo.php?script=sci_arttext&pid=S113766272017000300391&lng=es. http://scielo.isciii.es/pdf/asisna/v40n3/1137-6627-asisna-40-03-391.pdf. Acesso em 8 jun. 2019.

21. Wolf A, Garlid CF, Hyrka, K. Physicians Perceptions of Hope and How Hope Informs Interactions with Patients: a Qualitative, Exploratory Study. American Journal of Hospice and Palliative Medicine®. 2018;35 (7):993-9.

22. Fischer IC, Cripe LD, Rand KL. Predicting symptoms of anxiety and depression in patients living with advanced cancer: the differential roles of hope and optimism. Supportive Care in Cancer; 2018. Doi:10.1007/s00520-018-4215-0.

23. Yu H, Gao X, Zhou Y, Zhou X. Decomposing Gratitude: representation and Integration of Cognitive Antecedents of Gratitude in the Brain. The Journal of Neuroscience. 2018;38 (21):4886-98.

24. Wood AM, Frohb JJ, Geraghty AWA. Gratitude and well-being: A review and theoretical integration. Clinical Psychology Review; 2010. Doi:10.1016/j.cpr.2010.03.005.

25. Hirshberg MJ, Goldberg SB, Schaefer SM, Flook L, Findley D, Davidson RJ. Divergent effects of brief contemplative practices in response to an acute stressor: a randomized controlled trial of brief breath awareness, loving-kindness, gratitude or an attention control practice. PLOS ONE; 2018.p.1-19. Disponível em: https://centerhealthyminds.org/assets/files-publications/Hirshberg-Goldberg-Schaefer-Flook-Findley-Davidson-divergent-effects-of-brief-contemplative-practices-in-response-to-an-acute-stressor.pdf. Acesso em 8 jun. 2019.

26. McCullough ME, Emmons RA, Tsang J. The Grateful Disposition: a Conceptual and Empirical Topography. Journal of Personality and Social Psychology. 2002;82 (1):112-27.

27. Althaus B, Borasio GD, Bernard M. Gratitude at the End of Life: a Promising Lead for Palliative Care. 2018;21 (11):1566-72.

28. Aparicio M, Centeno C, Arantzamendi M. The significance of gratitude for palliative care professionals: a mixed method protocol. BMC Palliative Care. 2019;18:28. Disponível em: https://doi.org/10.1186/s12904-019-0412-y. Acesso em 8 jun. 2019.

29. Riskin A, Bamberger P, Erez A, Riskin-Guez k, Riskin Y, Sela R, Foulk T, Cooper B, Ziv A, Pessach-Gelblum L, Bamberger E. Expressions of Gratitude and Medical Team Performance. Pediatrics. 2019;143 (4):e20182043.

30. Converso D, Loera B, Viotti S, Martini M. Do positive relations with patients play a protective role for healthcare employees? Effects of patients 'gratitude and support on nurses burnout. Front. Psychol. 2015;6:1-11.

Capítulo 10

O que nós, autores, aprendemos ao escrever este livro

Ângela Bugui
Ariude Silva Arcanjo
Juliana Santos Amaral da Rocha
Luciene Cristine da Silva Ferrari
Simone Moraes Kumbis

Escrever um livro pode parecer entusiasmante num primeiro momento, porém, ao nos depararmos com a realidade deste sonho, quando começamos a delinear as primeiras páginas, entendemos que não é tão simples como parece; não é como pegarmos um livro de receitas, acharmos a descrição de como "fazer um bolo" e seguirmos o passo a passo. Contudo, ao debruçarmos sobre o propósito de uma construção como esta, entendemos que nosso sonho pode sim virar realidade, se nos dedicarmos a colocar no papel o que de fato vivenciamos e aprendemos na relação que experimentamos com pacientes e seus familiares. É nessa construção que conhecemos o verdadeiro sentido da escolha da nossa profissão e por que optamos por dedicar grande parte do nosso tempo a estar próximos de pessoas com histórias profundas e que marcaram nossa vida para sempre.

Do mesmo modo que o bolo precisa da quantidade certa de ingredientes e boa técnica para ficar gostoso e apetitoso, fazer um livro também é assim. O leitor precisa se identificar com o conteúdo para ler o livro até o fim.

Juntamos os dons, os conhecimentos, os valores e os sentimentos de cada autor e de cada entrevistado para demonstrar o cuidar e tudo o que nele está envolvido. Durante a construção deste livro, tivemos idas e vindas. Houve momentos que não nos sentíamos inspirados para seguir; faltavam palavras para demonstrar o que de fato estávamos lembrando e sentindo com tantas histórias de grande significado.

E coube a nós descrever para você como foi essa missão para cada autor. Nas próximas páginas, você descobrirá como foi o trabalho em equipe, as motivações pela escolha do tema, os sentimentos que foram despertados em cada autor e as lições aprendidas.

O trabalho em equipe

Tudo começou quando a superintendente assistencial do Hospital Alemão Oswaldo Cruz lançou o desafio em uma reunião do Grupo do Modelo Assistencial (GMA). Este grupo, formado por membros da equipe multidisciplinar, atualmente, é composto de 20 participantes, dentre eles gestores e profissionais, que atuam diretamente no centro do cuidado. O propósito desse grupo é discutir as oportunidades de melhorias com base na entrega do cuidado e no impacto dele sobre a experiência do paciente e da família dentro do HAOC; e, para isso, nos reunimos periodicamente.

Com a ideia do livro cada dia mais fortalecida, lançamos o desafio para todos os colaboradores, utilizando ferramentas via *web* para sabermos quem gostaria de contar um pouco sobre um momento marcante da sua experiência profissional. Os relatos foram gravados e transcritos para compor cada capítulo do livro.

Com os relatos em mãos, foi realizada a categorização deles por similaridades de assunto, gerando os capítulos. A partir desta etapa, tínhamos elementos para a construção de cada tema e de cada capítulo. Todos os participantes do GMA tiveram a oportunidade de escolher aquele que mais lhe despertava interesse, formando, assim, subgrupos de trabalho.

Desse modo, iniciamos um dos nossos maiores desafios: trabalhar em equipe. Todos sabem que existem contratempos quando precisamos construir algo com um grupo de pessoas: falta de tempo, disposição de local, disponibilidade para trabalhar em equipe, diferentes prioridades, ausência de liderança, dentre outras; e não foi diferente na construção deste livro.

Uns expressaram sobre as dificuldades que o grupo teve para conseguir se reunir:

> Do ponto de vista de relacionamento foi excelente, porém as diferentes áreas de atuação e responsabilidades geraram certa dificuldade em conseguir mais momentos juntos para a escrita e reflexões (...). Tivemos poucas oportunidades de nos reunirmos.

Outros destacaram o quanto aprenderam com a experiência dos outros membros do grupo:

> Um fisioterapeuta, uma farmacêutica e um enfermeiro. Visões e experiências diferentes, porém com foco no paciente. Pessoas maravilhosas. Oportunidades que me fizeram crescer mais e ter certeza da minha escolha: ser enfermeira.
>
> Foi bastante produtivo e enriquecedor. Aprendi conceitos novos e tive liberdade para expor minhas ideias e opiniões.

Mesmo com as dificuldades, conseguimos realizar um grande trabalho em equipe. No entanto, isso nos fez refletir: será que trabalhamos em grupo ou em equipe?

As relações intersubjetivas no campo grupal são dirigidas e se estabelecem sobre a base de necessidades, que é o fundamento motivacional do vínculo. Todo vínculo, assim entendido, implica na existência de um emissor, um receptor, uma codificação e a decodificação de mensagens, isto é, pressupõe um processo de comunicação entre seus integrantes. Nesse interatuar dá-se a internalização dessa estrutura relacional, que adquire uma dimensão intrassubjetiva constituída no vínculo. Posto isso, postula-se que em um grupo, existe a alteridade, ou seja, a aceitação do outro enquanto sujeito pensante e autônomo, por cada um dos atores sociais que mantêm entre si vínculos e relações afetivas de diversas naturezas. Já na literatura sobre equipe de saúde, observamos que são raras as definições ou conceitos sobre o tema. Tanto na produção teórica quanto na prática em serviços, predomina a concepção de equipe do senso comum, em que a equipe é representada como o conjunto de profissionais em situação comum de trabalho.[1]

Quando a equipe é multiprofissional, a articulação refere-se à recomposição de processos de trabalho distintos e, portanto, a consideração das conexões e das interfaces existentes entre as intervenções técnicas peculiares de cada área profissional, bem como a preservação das respectivas especificidades. A integração da equipe demanda, simultaneamente, preservar as diferenças técnicas e flexibilizar as fronteiras entre as áreas profissionais. A complexa conjugação entre especificidade, flexibilidade e articulação, torna-se ainda mais desafiadora à medida que, para além das diferenças técnicas entre as distintas áreas profissionais, expressa desigualdade entre os trabalhos especializados. Ou seja, evidencia a existência de valores sociais hierarquizando e disciplinando relações de subordinação entre as diferentes áreas de trabalho e seus respectivos agentes.[1]

E foi assim que fomos descobrindo, pouco a pouco, a grandeza que era a construção deste livro.

Sempre uma ótima experiência, de compartilhar ideias e construir um texto, em que ao final dele, todos se sentiram identificados com o resultado. Muito bom! Todos contribuíram e as ideias, pouco a pouco, foram sendo alinhadas.

Terminamos essa breve reflexão, com a certeza de que iniciamos o trabalho da construção deste livro como um grande grupo e, ao longo do caminho, conforme o sonho foi se materializando, formou-se uma grande equipe, que conseguiu entregar um material nobre, de grande valor, não só para nós, mas para todos aqueles, que por alguma razão, se sentirão motivados a ler.

Sentimentos que foram despertados ao escrever este livro

Você já se perguntou enquanto lia algum livro: — O que será que esse autor sentia enquanto o escrevia?

Nós, que escrevemos este capítulo, tivemos a oportunidade de fazer essa pergunta para todos os participantes da construção deste livro.

Escrever um livro não é fácil! Há altos e baixos e, acima de tudo, deve existir inspiração para poder tocar a vida de quem o lê.

Foram vários sentimentos dos participantes, sendo os mais citados:

- gratidão;
- felicidade;
- realização;
- saudade;
- emoção;
- orgulho.

Gratidão, em primeiro lugar, realização, aprendizado, saudade.

Gratidão por fazer parte dele, felicidade por lembrar de situações da minha vida profissional e motivação a não parar, nunca!

Emoção, gratidão, orgulho em poder fazer a diferença na vida das pessoas.

Lindos sentimentos que, no dia a dia, em meio à correria, tantas práticas e técnicas, resoluções de problemas, tentando dar o melhor ao paciente e família, ficam esquecidos em nosso interior.

Alguns de nós tivemos dificuldade de escrever, porque acreditamos e fomos educados para isso, que devemos ser muito bons tecnicamente. Mas, onde ficam os nossos sentimentos? Às vezes, em meio a um plantão ou outro, eles ficam esquecidos, apagados. Tentamos fugir, esquecer dos nossos sentimentos pelo dos nossos pacientes e familiares.

Resgatar os sentimentos dos participantes foi um processo que os auxiliou a enxergar o quanto de tempo estão dedicando para interiorizar e refletir como tem sido seu cuidado ao próximo, seu autocuidado e seu dia a dia.

Em uma breve revisão sobre a escrita terapêutica em contexto de saúde, um número significativo de estudos revelou relações entre expressão emocional escrita acerca de experiências adversas e melhorias na saúde física e psicológica.[2]

Relatos como os a seguir demonstram o que a escrita nos revela:

> Quando eu auxilio outra pessoa, eu também sou auxiliado com o meu aprendizado e com a minha satisfação de ter conseguido fazer o que precisava ser feito.
>
> Saudades de parentes que perdi.
>
> Estou grata pela oportunidade de tecer alguns parágrafos, recortar alguns relatos, costurar alguns conceitos e me deparar com a minha própria história: de uma pessoa que se conecta com a própria humanidade ao cuidar de outro ser humano.

> Saudades de quando eu era um profissional mais próximo da assistência e que convivia com os pacientes.
>
> Estou no caminho certo, posso e devo auxiliar outros a compreenderem seu papel na vida do paciente e na vida de seus familiares.

Também ocorreram sentimentos a serem superados:

> (...)
>
> Ansiedade.
>
> Fiquei muito feliz em enxergar coisas positivas no ambiente profissional da área da saúde ao procurar referências bibliográficas de apoio, pois na maioria das vezes nos deparamos com artigos que tratam de doenças relacionadas ao trabalho, dificuldades nos relacionamentos entre equipes, insatisfações dos clientes. E as coisas boas? Será que não temos nada de bom ao cuidarmos? Este livro veio para nos mostrar que sim! São relatos que sempre nos trazem um sentido, um reconhecimento!
>
> Troca de experiências com o outro e por ser capaz de encontrar, em cada frase, cada relato, cada conceito, que estamos no caminho certo, quando pensamos no processo de acolhimento em colocar sempre o paciente e a família como centro do cuidado.
>
> Preguiça de ler textos mais teóricos e criar novas frases e contextos.
>
> Um sentimento emocionante, pois é uma proeza poder fazer parte. Os sentimentos foram tantos, mas a insegurança de não ficar bom, de as pessoas não gostarem, ao mesmo tempo alegria pelas descobertas; porém, sem o sentimento não ocorre os principais pontos de conexão.

O encontro consigo mesmo em busca do que escrever levou todos os participantes ao autoconhecimento, à superação, ao aprendizado com o trabalho em grupo.

Acreditamos que todos se superaram e que isso foi fundamental para a construção deste livro. Captamos relatos, os interpretamos, e, enfim, também pudemos escrever sobre nós mesmos.

As lições aprendidas

Sempre que nos propusemos a desenvolver qualquer atividade, seja qual for a sua natureza, somos despertados por uma infinidade de sentimentos, sensações, emoções, motivos, entre outros. A tudo isso damos o nome de motivação, isto é, o que nos move; e nos move em direção a uma gama de possibilidades de autodesenvolvimento, de aprendizado.

Para a construção deste livro, inúmeras foram as oportunidades de aprendizado vivenciados, que foram incorporados ao longo da obra em forma do conteúdo exposto.

Assim, nós, participantes deste capítulo, disponibilizamos nas linhas a seguir uma amostra a partir de relatos provocados, sobre quais foram as lições aprendidas ao longo dessa caminhada.

No primeiro relato, o aprendizado que emerge está relacionado à empatia nas relações:

> (...) que a construção de algo em que ocorre a empatia se torna uma construção com base no respeito mútuo.

Outro relato que destacamos nos mostra a importância da convivência em equipe. Quando instigado a responder sobre as lições aprendidas ao escrever este livro, revela que:

> Além de aprender e me aprofundar em teorias que eu desconhecia voltadas à Psicologia, o trabalho em grupo sempre nos ensina a ouvir o outro e a aceitar as dificuldades!

Na frase a seguir, temos a observação:

> É preciso tempo e dedicação para escrever algo tão significativo e que ficará registrado permanentemente na história do hospital.

No relato anterior, nota-se uma profunda e genuína preocupação em deixar um legado. Já no seguinte trecho, o que marca é o aprendizado sobre compaixão e empatia:

> Aprendi a ter um olhar de perspectiva, de entusiasmo, de esperança em meio ao sofrimento que gira em torno do processo de adoecimento. Consegui ser capaz de olhar para a situação do outro e compreender o processo de dor, porém com otimismo e com resiliência.

Aqui, nota-se um profundo respeito à condição do outro, que mesmo na iminência da morte, todos sofremos, cada qual com sua dor, tanto quem cuida quanto quem é cuidado, referindo-se inclusive ao familiar:

> Aprendemos com os relatos que mesmo que o "final" seja a morte, podemos tornar o processo da doença menos doloroso para o paciente e família, e ainda torná-lo mais gratificante para o profissional da saúde.

Essa resposta nos traz as diversas dimensões do trabalho em equipe, tanto no ambiente de cuidado e de cura quanto nos encontros para a descrição deste livro, quando afirma-se que:

> Para cuidar bem de um paciente precisa de transdisciplinaridade. Tanto pelos relatos quanto pela construção do capítulo, que envolveram profissionais de diversas disciplinas, transpareceu a visão de que estamos focados em todas as dimensões do indivíduo, atuando integrados para que o cuidado seja pleno e vá além da dimensão física.

Na verdade, o aprendizado que fica é muito mais que uma simples absorção de conhecimento; é estar de fato ligado emocionalmente ao outro, é encontrar significado no que faz, na assistência que presta. Vale a pena conferir!

> Senti-me muito grata pelo trabalho que tenho a oportunidade de desempenhar. Há anos, quando escolhi essa profissão, não fazia ideia do quão realizada eu poderia me sentir, de como a experiência do cuidar é enriquecedora e nos engrandece como pessoas e profissionais. Um dia uma adolescente decidiu cuidar de gente, especialmente de gente que sofre. Se hoje eu pudesse me encontrar comigo mesma, com essa adolescente sonhadora, ela se sentiria muito orgulhosa de tanto aprendizado e amadurecimento. Todos os dias, ao estar em contato com as pessoas, nós mudamos uma coisinha em nós mesmos. Imagino que após uma vida toda cuidando, é inevitável sairmos ilesos pelo afeto dessas relações. Que eu sempre me permita ser envolvida por esses afetos e que o tempo seja o mais sábio amigo desse aprendizado. Ao cuidar de você aprendi que o cuidar também me faz bem.

Não obstante, ao escrever um livro também pode despertar em nós, em especial com o teor aqui apresentado, o aprendizado de que, muitas vezes, precisamos repensar nossas condutas e, às vezes, mudar a direção da caminhada:

> Tive momentos em que me lembrei de algumas situações que vivi e isso, de alguma maneira, me provocou a repensar em algumas atitudes.

Essa é uma prova irrefutável das profundas mudanças estabelecidas diante do esforço ao qual se submete a pessoa que se dedica a escrever. E o relato a seguir complementa:

> Aprendi que não é fácil escrever sobre minhas emoções e sentimentos. É algo que requer muita concentração e vontade. Aprendi que trabalhar em equipe não é simples. É difícil todos estarem em sintonia com o mesmo propósito.

Escrever um livro também ensina sobre a importância de reservar um pouquinho de tempo para nós mesmos, e isso nos desperta para a grandeza que é o "cuidar". Isso fica claro no trecho a seguir:

> Deveríamos falar mais sobre os sentimentos no processo de cuidar. Não importa a instituição, os sentimentos são muito parecidos. Aprendi também como é importante escrever sobre esses sentimentos. Em nossa rotina não nos damos conta do quanto somos importantes para o outro e o outro para nós.

E o próximo relato vai além, quando afirma:

> (...) não foi fácil tornar tangível os sentimentos vividos, mas valeu a pena cada reflexão, discussão, aprendizado (...). Acredito que me sinto mais fortalecida após esse trabalho, prestando atenção em cada detalhe que os pacientes nos demonstram.

Aprendemos ainda que precisamos nos organizar, estipular metas e alcançá-las; que devemos ter a certeza que sempre ajudaremos alguém de alguma forma.

> Mais uma vez, o grande aprendizado mencionado, como citado por outros autores, nos remete à compaixão e à empatia, ou seja, a importância do vínculo afetivo na relação do cuidar.
>
> Como é difícil escrever sobre sentimentos, emoções e aprendizados (...) temos uma realidade individual, em que acreditamos em nos conhecer profundamente, e isso nem sempre é uma verdade. Escrever sobre a perspectiva do outro, então, é ainda mais difícil. E este livro me fez refletir sobre o que nem sempre paramos para pensar: estamos cumprindo a nossa parte na compreensão das dificuldades de quem está próximo de nós? E daqueles que não são tão próximos, mas que poderíamos estar fazendo algo em seu benefício? Aproveitamos as oportunidades que temos para sermos úteis, de alguma forma? Com certeza ao escrever sobre a perspectiva do outro, nos vemos talvez frágeis, a partir de nossas reflexões. E isso, não tenho dúvida, é um grande aprendizado, se olharmos um pouco para dentro de nós mesmos.

E como não aprender realizando algo? Um de nós ilustrou muito bem sobre o quanto aprendemos ao relatar sobre nossas atividades, exteriorizando o nosso conhecimento acumulado de acordo nossas experiências:

> A maior lição aprendida foi a dificuldade de falar de um tema tão subjetivo e que ao mesmo tempo não era específico, que envolvia outros fatores (...) e que além de tudo dizia respeito ao sentimento do profissional da área assistencial. A formação do profissional da saúde é extremamente técnica. É inevitável não pensar de forma protocolar, metodológica, científica (...). Percebi que, nesse momento, o sentimento e a vivência deveriam ser a maior inspiração, antes mesmo das referências bibliográficas.

E para finalizar a descrição dessa série de repostas sobre quais foram as lições aprendidas ao escrever este livro, é natural que saiamos desse projeto, que agora ganha ares de realização, da mesma forma que iniciamos. Foram tantas as oportunidades, tantos resgates de nossa própria memória do tempo, em que passávamos horas nos dedicando ao paciente à beira-leito, de cada esforço, de cada sacrifício em busca de conhecimento e reconhecimento que não deixo essa última resposta, de uma sutileza marcante, mas com uma profundidade excepcional. Quando perguntado a um dos nossos parceiros sobre as lições que aprendera ao escrever este livro, simplesmente a resposta foi:

> Ampliou meus conhecimentos.

Ampliar os conhecimentos pode ser encarado como uma força capaz de nos modificar profundamente e mudar a vida de outros e tantos outros, em especial quando esses conhecimentos são capazes de nortear as nossas condutas.

Todos nós temos uma história única para contar, mas percebemos que escrever pode ser desafiador, pois requer dedicação, treino e esforço para começar. O livro também teve como premissa contar as histórias sob a ótica das conexões humanas, o que exigiu ainda mais de nós, pois iríamos extrapolar o conforto da área técnica para falar daquilo que não é tangível, somente percebido por aqueles que verdadeiramente se fazem presentes.

Já ouvimos em uma palestra focada na experiência do paciente o depoimento de uma mãe que estava presente no atendimento da parada cardíaca de seu filho Rogério, que na época tinha cerca de 11 anos. Ela se lembrava de poucas coisas, mas jamais se esqueceu da mão que tocava seu ombro, do suor escorrendo no rosto da equipe que o atendia e do som das vozes que pediam para o garoto reagir, como se fosse uma súplica. Naquele momento, ela pode sentir que a dor dela era a dor de todos que estavam ali vendo uma criança, um filho partir. Felizmente, o desfecho dessa história foi feliz; Rogério achou melhor ouvir as solicitações e voltou para sua mãe.

A maioria das pessoas que fizeram parte deste livro já havia vivido alguma experiência na elaboração de outros livros, mas para alguns esta foi a primeira vez; e é claro que no começo todos nós ficamos procurando várias justificativas para prorrogar o início, como a falta de tempo e a ausência de inspiração, até que realmente chegamos ao final.

Sentimo-nos privilegiados e honrados pela oportunidade de poder compartilhar o que vivenciamos no nosso ambiente de cuidado, mesmo para aqueles que estavam escrevendo pela primeira vez, porque todos tinham momentos especiais guardados nas suas mentes, que tocaram as nossas almas, como se esses momentos nos dessem energia e o verdadeiro sentido para a nossa prática. Não foram poucos os momentos em que relendo os relatos, tivemos que parar por alguns momentos, pois a emoção superava a razão, nos fazendo até chorar de tão tocante e presente que era o conteúdo.

Percebemos que escrever não é difícil; nós, muitas vezes, é que gostamos de complicar; basta deixar fluir de forma descomplicada, sem pensar muito ou ficar preocupado com a linguagem polida. É o momento da criação livre e do autoconhecimento. Quando escrevemos, revivemos todos aqueles momentos que trouxeram significado, que mesmo com o passar do tempo ainda é capaz de nos emocionar como se estivéssemos revivendo o momento, gerando uma tempestade de emoções que nos aproximam da essência humana de sentir.

E uma das partes mais gratificantes é olhar para trás e perceber que conseguimos transmitir um pouco daquilo que vivemos na relação da prática profissional e, quem sabe, estamos inspirando outras pessoas a seguirem os mesmos passos na busca da realização profissional e na contribuição de relações empáticas no processo de cuidar.

Referências bibliográficas

1. Ciampone MHT, Peduzzi M. Trabalho em equipe e trabalho em grupo no programa de saúde da família. Brasília, R. Bras. Enferm. 2000 dez;53 (n. esp.):1, 43-147. Disponível em: http://www.scielo.br/pdf/reben/v53nspe/v53nspea24.pdf.
2. Figueiras MJ, Marcelino D. Escrita terapêutica em contexto de saúde: uma breve revisão. Análise Psicológica. 2008;2 (XXVI):327-34.